免疫力を高めて病気を治す画期的治療法

自律神経
免疫療法と食事療法
免疫療法

実践編

三和書籍

はじめに

――「入門」から「実践」へ――

　2007年10月に、本書の姉妹編というべき『自律神経免疫療法入門』（三和書籍）を、安保徹医師の協力を得て上梓しました。以来、4年が過ぎましたが、その間にも、私は治療を通してさまざまなことを患者さんの体や言葉から教わり、治療法が一部変わったり、新たな症例を得てきました。

　そこで、今の私の考えに基づいて、自律神経免疫治療、すなわち「つむじ療法（頭部・井穴刺絡治療）」をあらためて解説しようとしたのが本書『自律神経免疫療法実践編』の試みです。

　「入門編」では、自律神経免疫療法の理論的柱として今では広く知られるようになった「福田‐安保理論」の概要と、その実践治療法としての「つむじ療法」を紹介しました。

　私のつむじ療法は絶えず変容し、その「つむじ理論」も進化（深化）しています。それは、患者さんの体調や気の流れが常に変化し、少しずつあるべき命のかたちに還っていく姿と同じかもしれません。

　そもそも、生々流転が命の道理です。医術はその命を扱うものですから、学校や実修で身につけたマニュアルや固定観念にとらわれてそこに留まるのではなく、常に目の前にいる患者さんの変化を観察し、学び、融通無碍の柔軟な発想で、命のダイナミズムを呼び覚ましていく工夫が必要です。医師免許やマニュアルは基本に過ぎず、実際の治療ではそれらを踏まえた上で、型にはまらない応用が常に問われるということです。

　古来、医者の役割は患者の必要にあわせた実践が求められているのです。個性豊かな病態（心身の状態）に合わせて、個々

の患者さんが自力で治癒できるように誘導する、そういう術をわきまえている者を本来、医者というのです。

　外科医である私が、手術のメスを捨てて「気」の治療を始めたのは15年前です。それまでの私は「俺が治してやる」という意欲に燃えて、確かに頑張ってはいたのですが、手術で救ったはずのがんの患者さんが、再発によって追い込まれていく理由を、うまく説明することもできませんでした。
　すでに何度も書いていることですが、私は多くの縁に恵まれた結果、それまでの疑問を解くことができるようになったのです。
　新潟大学解剖学教授の藤田恒夫先生から安保徹先生を紹介され、先達である斉藤章先生（元東北大学医学部講師）の「生物学的二進法」を継承して、病気の発症と治癒につながる法則（福田–安保理論）を見出すことができました。
　さらに、安保先生の同期生である加藤信世さんから、刺絡治療を行っておられた開業医の浅見鉄男先生を紹介いただき、その方法を取り入れることで、自律神経免疫療法が確立できたのです。
　私がメスを捨てて気の治療に取り組み始めたのは、言ってみれば西洋医学（現代医学）から東洋医学（伝統医学）への回帰です。そして、気を極めようとすればするほど、江戸時代の「古方派」と称される医者たちに代表されるような、伝統医学のすごさ、思想的深さを再発見することになりました。現在、私のつむじ理論は、むしろ伝統医学を科学的に再構築する方向へ向かっていると言うべきかもしれません。

昔は自律神経という概念もなく、白血球を測定したりもできませんでしたが、先人たちが追究してきた医療の中の優れた部分は、現代の科学的成果に照らしてみても、極めて理論的・合理的であることに驚かされます。つむじ理論は、その延長そのものなのであり、歴史を継承した位置にあるのです。そして、今、私は治療を通じて、先人が示したように、医療とは部分を観るのではなく、患者さんの全体を観、滞留している気をつむじから足の先まで通す術だと実感しています。

　こんな私は型破りな医師だと思われているようですが、自分では「歴史的に正統な医者」であると自認しています。むしろ現在、社会的に正統とみなされている現代医学のほうこそ、長い医学史の中では邪道だというべきなのです。
　現代医学のマニュアル中心の医療では、患者さん自身の命の底力である「自然治癒力」という法則への配慮が乏しいがゆえに、患者さんを救うには確実に限界があります。
　現代医学には、気をはじめとする天地自然の法則や、自然治癒力という柱がありません。そこからステロイド剤、免疫抑制剤、抗がん剤といった薬に頼りきり、現代医学は命の法則から離れてしまっているのです。

　そもそも医術というものは、人の体を診て、聴いて、手で触れなければ始まらないのです。昔の医者は、患者の心身の全体像を見て、話して、時には患者の尿さえ飲んで病気を診断しました。
　ところが、現代医学の現場では、パソコンのモニターを見て

マニュアルどおりの薬を出すのが「医療」だと考えられています。臓器や数字は見ているが、患者は見ていないと揶揄されても仕方ありません。「病気は治すが人間を治さない」のが今の医療のしくみなのです。

いつも患者さんには伝えていることですが、本来、病気を治すために医者ができることは5％程度に過ぎず、あとの95％は患者さん自身の力なのです。ですから、患者さんのほうも、自ら治ろうとする強い意志を持ちさえすれば病気は治っていくものなのです。依存心が病気を作るとまでは言い切れませんが、依存心が強かったり、固定観念（そこには医師の診断も含まれます）に縛られたりしていると、治る病気も治りません。

また、医者が正確な診断を下せるよう成長するには、体に触って患者さんから教わることが必要です。また、私自身の経験からすると、医者自らが病気を経験し克服することも、医者の成熟にとって意義あることなのだろうと実感しています（詳しくは、『自律神経免疫療法入門』をご覧ください）。

私のいまの治療法は、自分自身の病気を、「頭熱足寒」の状態から「頭寒足熱」の状態に正すことで克服した経験がベースになっています。そして、井穴・頭部刺絡治療を、はじめは百会という頭頂のツボを目安に行っていましたが、そのうちに今のように、つむじを見極めて治療するようになりました。多くの患者さんを診てきたおかげで、そこにたどり着けたのです。こうした治療の進化の結果、自律神経免疫療法は難病とされているガンやリウマチをはじめ、アトピー性皮膚炎や気管支喘息

など、さまざまな病気の治療実績を上げ、治療効果は 90％以上に達しています。

　天からもらったエネルギー（気）を地に落とす。これが古来、人間の命を元気にする治療の極意です。つむじから気を通して丹田を経て、足の先に落とす。全身の気が通れば、身体の機能は満足な働きを発揮し、これによって人間は健康になるのです。
　ところで私には、治療で気を通すべき道すじが線になって見えます。それは、シミやホクロ、発赤、黒ずみといった皮膚の目印や、少しへこんでいるところ、首・肩・腕の付け根などの体の曲がるところなどが、連続して線のようになって見える感じです。
　ただし、それは、鍼灸師の使う経絡の図とは必ずしも一致しておらず、患者さんの体に触ってみて、初めてわかるのです。経絡というものはあるのだろうと思いますが、患者さんの体は刻々と変化しているので、その流れも変化するのが当然と考えるべきでしょう。教科書の経絡は、図になって体系化されていますが、体系化されたものに縛られて頭でっかちになると、生々流転する現実と診断がズレてくるのです。
　医師がダメで鍼灸師だからいいと言っているわけではありません。どのような治療者であっても、やはり頭が固ければダメなのです。私のつむじ療法の講習は、体を扱う専門家にとってもわかりにくいという意見もあるようですが、私が伝えたいことは、受け身の教育で学んだ観念から抜けきれない人には、医者は務まらないということです。
　読者の中には、医師・鍼灸師をはじめとする体の専門家も多

いことと思います。自律神経免疫療法の極意に迫るためには、ぜひ頭の中のものをすっぱりと捨ててみてください。「身を捨ててこそ、浮かぶ瀬」があるのです。

　気の世界を中心に治療法を組み立てている今の私は、「百病は一気の留滞により生ず。病、瞑眩せざれば一病も癒えず」と、一気留滞説を唱えた後藤艮山ら、江戸時代の先人を範としています。そして、何よりも私の一番の師は、患者さんそのものです。
　現代医学で原因が分からないからといって、それを治らない病気と考えるのは間違いです。人間の体は自然の一部ですから、気が滞り、毒がたまると病気になります。毒を出すには、背すじを伸ばし、姿勢を正し、間違った食事を正し、正しい呼吸法を身につけて、適度な運動で汗を出すということが重要です。汗を出せば気の流れもよくなり、体が温まります。そうなれば、病気の治癒は近いのです。
　病気は敵ではなく、体にたまった悪いものを出すようにというサインです。決してあきらめないで、自分の体の摂理を信じることです

平成23年10月

福田稔記す

―免疫力を高める食事療法―

　私の専門は消化器外科です。これまで4000例にのぼる執刀を行い患者さんのガンを「治して」きました。ところが2002年にガンの患者さんの追跡調査をしたところ、驚くべき結果がでました。なんと5年生存率（手術を受けてから5年後に生存していた患者さんの割合）は、52％でした。つまり、手術は成功したものの、残りの48％の患者さんはガンが再発して死亡していたのです。

　実は私は、1994年ごろから食事とガンの関係について関心をもちはじめていました。この年に、もはや根治手術ができないほどに進行し、余命数カ月と判断された肝臓ガンの患者さんが徹底した食事療法を行った結果、術後1年半後のCT検査では、手術では取りきれなかった病巣がなくなっていたケースに出会ったのです。おなじころ、手術不可能な状態の肺ガンの患者さんに、私が、手探りの状態でしたが食事療法をすすめたところ、2年半後にはほとんど病巣がなくなったのです。

　これらの症例に出会ってから私の食事療法に対する研究はいちだんと進みました。くわしくは本書をお読みいただきたいのですが、私たちがガンを引き起こす4つのポイントは、①塩分のとりすぎ、②クエン酸回路の障害、③過剰な活性酸素の発生、④動物性たんぱく質・脂肪の過剰摂取の4点です。

　ここから私の提唱する食事療法のポイントが導かれてきます。すなわち、①限りなく無塩に近い食生活を心がけること、②動物性（四足歩行動物）たんぱく質・脂肪を制限すること、③新鮮な野菜と果物を大量に摂取すること、④胚芽を含む穀類、豆・イモ類を積極的に摂ること、⑤乳酸菌、海草類、キノコの摂取、

⑥ハチミツ、レモン、ビール酵母の摂取、⑦オリーブ油、ゴマ油を利用すること、⑧飲み水は自然水にすることです。

　いつも言っていることですが、私は、ガンの三大療法といわれる外科手術、抗ガン剤投与、放射線治療を否定するものではありません。発見されたガンの勢いを止めるための手術や抗ガン剤は患者さんにとって必要なことだと考えています。しかし、この三大療法だけでガンを治癒しようとしても、奏功率は頭打ちとなることは私が身をもって体験したとおりなのです。

　そこで、三大療法に加えて食事療法を実行することが、患者さんの栄養と代謝を整え、患者さんがもともと備えている免疫力を高めることにつながり、より一層ガンの患者さんの治癒率はあがってくることになります。「患者さん自身がもつ自然治癒力（免疫力）で、ガンを患者さん自身が治す」のが済陽式食事療法の精神だと言えましょう。

　最後に、私の恩師である元日本外科学会名誉会長中山恒明先生の言葉をもって筆をおくことにします。「医師は、自分が病気を治すなどと大それたことを考えてはいけない。体は患者さん自身が治す。その自然治癒力を引き出すのが名医なのであって、手術で治せたとうぬぼれてはならない。」

平成23年10月

済陽高穂

目　次

はじめに

第1章　自律神経免疫療法とはなにか

自律神経免疫療法発見のヒント……………………………………………… 2
　　晴れた日には盲腸患者が増える………………………………………… 2
　　安保教授との共同研究がスタート……………………………………… 3
　　白血球と自律神経の関係を突き止める………………………………… 4
　　免疫システムの中心、白血球…………………………………………… 6
　　白血球の自律神経支配の法則の発見…………………………………… 7
　　検証・気象と免疫力の変化……………………………………………… 7

自律神経の乱れが病気を起こす……………………………………………… 10
❖ 自律神経に乱れがなく白血球のバランスがよい状態……………………… 11
❖ 慢性的な交感神経緊張状態………………………………………………… 11
❖ 慢性的な副交感神経の過度な優位状態…………………………………… 12
❖ 交感神経が過度に緊張した場合…………………………………………… 12
　　顆粒球による組織破壊………………………………………………… 12
　　リンパ球減少による免疫低下………………………………………… 12
　　排泄・分泌能の低下…………………………………………………… 13
　　アドレナリンの過剰な作用による血流障害………………………… 13
　　体温低下による免疫力の低下………………………………………… 14
❖ 副交感神経が過度に緊張した場合………………………………………… 15
　　リンパ球増加によるアレルギー疾患の発症………………………… 15
　　排泄・分泌能の亢進…………………………………………………… 15
　　アセチルコリンの過剰な作用による血流障害……………………… 18
　　プロスタグランジンの過剰な作用による知覚過敏………………… 18

　　　　気力・活力の減退 ··· 18

　　自律神経の乱れを解消すれば病気は治し易くなる ································ 20

　　井穴・頭部刺絡療法から自律神経免疫療法へ ·· 21
　　　　井穴・頭部刺絡療法との出会い ·· 21
　　　　自律神経免疫療法の確立 ··· 22
　　　　治癒には患者さんの努力が不可欠 ··· 23

　　自律神経免疫療法の今とこれから ·· 25
　　　　自律神経免疫療法の今 ··· 25
　　　　自律神経免疫療法のこれから ··· 26

第2章　自律神経免疫療法の具体的な治療方法

　　自律神経のバランスを整え自然治癒力を向上させる ································ 30
　　つむじ療法 ·· 30
　　　　「頭熱足寒」から「頭寒足熱」への改善 ·· 30
　　白血球のバランスを治療の目安とする ··· 32
　　　　治療の見通しを伝えられる ·· 32
　　　　白血球データによる病態把握 ··· 33
　　　　血液データを示すことは生活改善の指標となる ······························· 33
　　　　血液検査の実施方法 ·· 34
　　　　血液検査表の見方 ··· 35

つむじ理論による治療の実際 ……………………………………… 38
- 治療点を見つけるコツ ………………………………………… 38
- 「診て、聞いて、触って、話す」ことが治療の基本 ………… 41
- ３種類の治療器具 ……………………………………………… 42
- つむじ療法の治療のポイントと治療の流れ ………………… 45
- 治療後の患者さんに生じる変化 ……………………………… 52
- 治療の間隔 ……………………………………………………… 52

自分で治すという考え方 …………………………………………… 55
- 運動で毒出しをする …………………………………………… 56
- 乾布摩擦・半身浴の効用 ……………………………………… 57

症例１：精巣腫瘍の転移した胸壁腫瘍が消失 …………………… 62

症例２：乳房切除術を行わずに乳ガンと共存 …………………… 65

症例３：余命１年と思われた末期ガンで４年生存 ……………… 68

症例４：ステロイド剤を離脱してリウマチの痛みを克服 ……… 70

症例５：治療法がないと言われた皮膚炎がきれいに治った …… 73

症例６：歩行困難な状態から２年足らずで農作業に復帰 ……… 76

症例７：腎機能値が改善し、体力が目覚ましく回復した ……… 79

症例８：曲げられなかったひざの状態と尿の出が徐々に改善 … 81

第3章 自律神経免疫療法体験談

死を思うほど辛かったリウマチが寛解した ……… 86
磯田裕子（仮名，38歳）[派遣社員]

- 思いがけない病気の発症 ……… 86
- 「リウマチ」の診断に落胆 ……… 87
- 効かなくなっていく薬 ……… 88
- 死を望むほどに打ちのめされる ……… 89
- 福田先生との出会い：「病気は自分で治せ！」……… 90
- 見たことのない治療 ……… 91
- ステロイド剤が無くても大丈夫 ……… 92
- 病気を自分で治す努力 ……… 94
- 病気をコントロールする ……… 95

しつこかった気管支喘息が治った ……… 96
内藤幸子（仮名，72歳）[主婦]

- 治せる病院を探して ……… 96
- 1日で治った!? ……… 97
- やってきたリバウンド ……… 98
- 見よう見まねで ……… 99

痛い治療のおかげで胸壁腫瘍が消えた ……… 100
須藤武夫（仮名，53歳）[会社員]

- 想像もしなかった転移 ……… 100
- リンパ球数の激減が判明 ……… 101
- 友人と妻に連れられて通院 ……… 102
- 痛い治療 ……… 103
- ガンが消えた ……… 104

リンパ球の数が増えはじめた 105

全摘出を告げられた乳ガンと共存できた 107
　　小原慶子（仮名，48歳）［会社員］
　　　信じられなかった乳ガンの宣告 107
　　　全摘手術との宣告 108
　　　福田先生との出会い 108
　　　聞きたかった言葉 110
　　　ガンには負けられない 111

第4章　済陽式食事療法の実際

済陽式食事療法の実績 114
　　症例1：晩期直腸ガンが9カ月で完全に回復 114
　　症例2：進行食道ガンが消えた 116
　　症例3：再発し，転移した何カ所ものガンが消えた 116

先進国中、日本でのみ増加するガン死 119

マクガバン・レポートの衝撃 121

ガン予防の原点 124

日本人の食生活の変化 125
　　日本人の食生活は3回変化した 125
　　沖縄県の「26ショック」 125

5年生存率52%のショック 127

食事療法研究のきっかけ … 128

ガンの4大原因 … 129
- (1) 塩分の過剰摂取 … 129
- (2) クエン酸回路の障害 … 131
- (3) 過剰な活性酸素の発生 … 131
- (4) 動物性タンパク質・脂肪の過剰摂取 … 132

野菜・果物、海藻・キノコ類の摂取 … 134
- 大量の野菜・果物の摂取 … 134
- 免疫賦活、代謝調整に有効な食品の摂取 … 134

ガンの3大療法と済陽式食事療法の関係 … 135
- 手術 … 135
- 放射線治療 … 136
- 抗ガン剤 … 137
- 済陽式食事療法の有用性 … 138
- 自然治癒力を引き出す済陽式食事療法 … 139
- ガンを治すための済陽式3原則 … 139

高齢になっても機能する腸管免疫 … 140
- 骨髄と胸腺 … 140
- 免疫器官としての腸管の役割 … 141

プロバイオティクスとプレバイオティクス … 142
- 腸内環境の保持 … 142
- 経腸栄養法：プロバイオティクスとプレバイオティクス … 142

メチニコフ・光岡理論（バイオジェニクス健康法） … 143

済陽式食事療法の8つの原則 … 145

原則1：限りなく無塩に近い塩分制限 ……………………………………… 145
　　原則2：動物性（四足歩行動物）のタンパク質、脂肪の摂取制限 …… 147
　　原則3：新鮮な野菜・果物の大量摂取 ……………………………………… 149
　　原則4：胚芽を含む穀物、豆・芋類の摂取 ……………………………… 150
　　原則5：乳酸菌（ヨーグルト）、海藻、キノコ類の摂取 ……………… 153
　　原則6：レモン、ハチミツ、ビール酵母の摂取 ………………………… 154
　　原則7：オリーブ油、ナタネ油、ゴマ油の活用 ………………………… 156
　　原則8：自然水の摂取 …………………………………………………………… 159
　　　禁煙・断酒 …………………………………………………………………………… 160
　　　食品添加物は避ける ……………………………………………………………… 161

済陽式食事療法の進め方 ……………………………………………………… 162
　　食事療法を始める時期 …………………………………………………………… 163
　　食事療法の継続期間 ……………………………………………………………… 166
　　「腹七、八分」の実行 …………………………………………………………… 167
　　緑茶の効用 …………………………………………………………………………… 168
　　食事以外の留意事項 ……………………………………………………………… 169

済陽式食事療法のメニューとレシピ ……………………………………… 170
　　(1) 乳ガンのOさん（女性・41歳）のある日のメニュー ……………… 170
　　　❖ 鶏ササミと野菜の煮もの ………………………………………………… 171
　　(2) 多臓器ガンのMさん（男性・80歳）のある日のメニュー ………… 171
　　　❖ サワラの味噌煮 ……………………………………………………………… 172
　　(3) 悪性リンパ腫のKさん（男性・89歳）のある日のメニュー ……… 173
　　　❖ サケのホイル焼き …………………………………………………………… 173
　　(4) 胃ガンのIさん（男性・41歳）のある日のメニュー ………………… 174
　　　❖ 豆乳鍋 …………………………………………………………………………… 175
　　(5) 前立腺がんのUさん（男性・84歳）のある日のメニュー ………… 175
　　　❖ 中華野菜あんかけ …………………………………………………………… 176

⑹ 大腸がんが転移したBさん（男性・62歳）のある日のメニュー ……… 177
　❖ 野菜餃子 ……………………………………………………………………… 178

第1章

自律神経免疫療法とはなにか

自律神経免疫療法発見のヒント

　自律免疫療法は自律神経と白血球のかかわりを明らかにすることで、病気発症のメカニズムと治療のメカニズムを解き明かしてきました。その結果、患者さんの体にそなわった免疫力を高めて、病気を改善し、治癒に導くという画期的な治療法へと発展してきたのです。

　自律神経免疫療法は、ガンや膠原病、関節リウマチといった難病をはじめ、アトピー性皮膚炎や気管支喘息といったアレルギー疾患、高血圧症、脂質異常症（高脂血症）、糖尿病、うつ病など枚挙にいとまがないほどのさまざまな病気に著しい効果を示したことから、今では多くの耳目を集めるまでになりました。外科医である私が何をどのように考えてメスを鍼に変え、自律神経免疫療法に至ったのか、そもそものきっかけから研究のあらましをご紹介します。

晴れた日には盲腸患者が増える

　「私は、晴れた日には、なぜゴルフに行けないのか」という疑問が、自律神経免疫療法発見の始まりです。平成3年頃、私は新潟県北部の病院に勤務していました。その地方では秋から冬にかけて「だし」と呼ばれる大風が吹き、大風が吹き去ると気圧が低気圧から高気圧へ変わり、何日かゴルフをするには格好の良いお天気の日が続きます。しかし、そんな日に限って必ずといっていいほど「重症の虫垂炎（盲腸）患者来院」の連絡が入り、私はコースもろくに回れずにゴルフ場から病院へ直行することになりました。

　何度もこんなことが続いたため、不思議に思った私はデータを集め調べ始めました。約2年間、院内の庭に置いた気圧計で気圧を測定し、その間に来院した112名の虫垂炎患者を軽、中、重症に分類し、気圧との関係を追い続けたのです。

すると、たいへん興味深い結果が出てきました。虫垂炎の57％が晴れた高気圧の気圧帯で発生し、気圧が高くなるほど重症化して手術の必要な「壊疽性虫垂炎」の患者が増えることがわかりました。しかも、重症例の中には虫垂の壁に孔が開くきわめて重篤な「穿孔性虫垂炎」が12例も含まれていました。このタイプが発症した際の平均気圧は、1023hPaと気圧はさらに高くなっていました。

表1-1　虫垂炎の分類

軽症「カタール性虫垂炎」	中程度「蜂窩織炎性虫垂炎」 （ほうかしきえんせいちゅうすいえん）	重症「壊疽性虫垂炎」 （えそせいちゅうすいえん）
虫垂はやや丸みを帯び赤くなるが，手術を行うことは滅多にない．ほとんどの場合，1週間程度で自然治癒．	虫垂全体が真っ赤になって腫れ上がる．虫垂壁からは膿がもれ，場合によって手術が必要．	虫垂は腐り，黒く変色しもろくなって破れやすい．虫垂が破れた場合，腹膜炎が起こり重篤に．命にかかわるため手術は一刻を争う．

安保教授との共同研究がスタート

　調査の結果、気圧と虫垂炎の発症には何らかの因果関係があることは確実でした。しかし、なぜ、気圧の変化によって虫垂炎の病態が変わるのか。また、そのことから意義のある結論を導き出すことはできるのか。病院の同僚や専門医にも意見を求めましたが、一向に解決への手がかりさえつかめず、私の研究は袋小路に入り込んでしまいました。私は事実だけでも明らかにしておこうと考え、当時『腸は考える』の著者としても知られていた新潟大学第三解剖学教室の藤田恒夫教授が主宰する生命科学誌『ミクロスコピア』平成6年秋号に「虫垂炎と気圧の関係」というタイトルの論文を発表しました。

　まったくの偶然ですが、この同じ号に安保徹教授も「リンパ球進化の道筋」という論文を発表していました。この雑誌で、私は当時すでに免疫学の第一人者であった安保教授を知ることになり、面会を求めることにしたのです。

　私は気圧の高低と虫垂炎の悪化の関係は、免疫にかかわっているのではな

いかと、いわば「当たり」はつけていました。一部の気象学者の「気圧が高くなると、白血球の細菌を捕食する能力が低下する」という報告を目にしていましたし、虫垂炎の原因が顆粒球（白血球の1種）にあることは医学者の間ではほぼ常識です。そこから、解決のカギは免疫にあるだろうと考えていたのです。

　面会に応じた安保教授は、すぐに私の研究に大きな関心を示し、同年の12月から共同研究がスタートしました。

白血球と自律神経の関係を突き止める

　2人でデータをつきあわせ、研究を続けるようになってから、私たちは気圧の変化に応じて、白血球のうちの顆粒球とリンパ球が次のように変動することを発見しました。

・高気圧の環境下（晴天）→顆粒球が増加しリンパ球が減少する。
・低気圧の環境下（曇天や雨）→リンパ球が増加し顆粒球が減少する。

　気圧が高くなるにつれて壊疽性虫垂炎などの重篤な虫垂炎の発症例が増加したのは、高気圧になるほど顆粒球が増えたためでした。

　顆粒球は寿命を終えるとき、消化管などの粘膜にたどり着き、そこで活性酸素を放出して死滅します。顆粒球の数が一定程度の増加にとどまっていれば、活性酸素による粘膜の組織破壊もさほどのものではありません。しかし、気圧が高くなり、顆粒球過多になると大量の活性酸素が一気に放出され、虫垂の粘膜組織の修復が間に合わないほど大きく破壊されます。こうした気圧による白血球の変化が体内で大きな影響を及ぼすことになり虫垂炎の発症が増えたり、重篤化したりしていたのです。

　その後、私と安保教授の共同研究は、自律神経が天気に反応し、次のような変化を起こしている事実も発見しました。

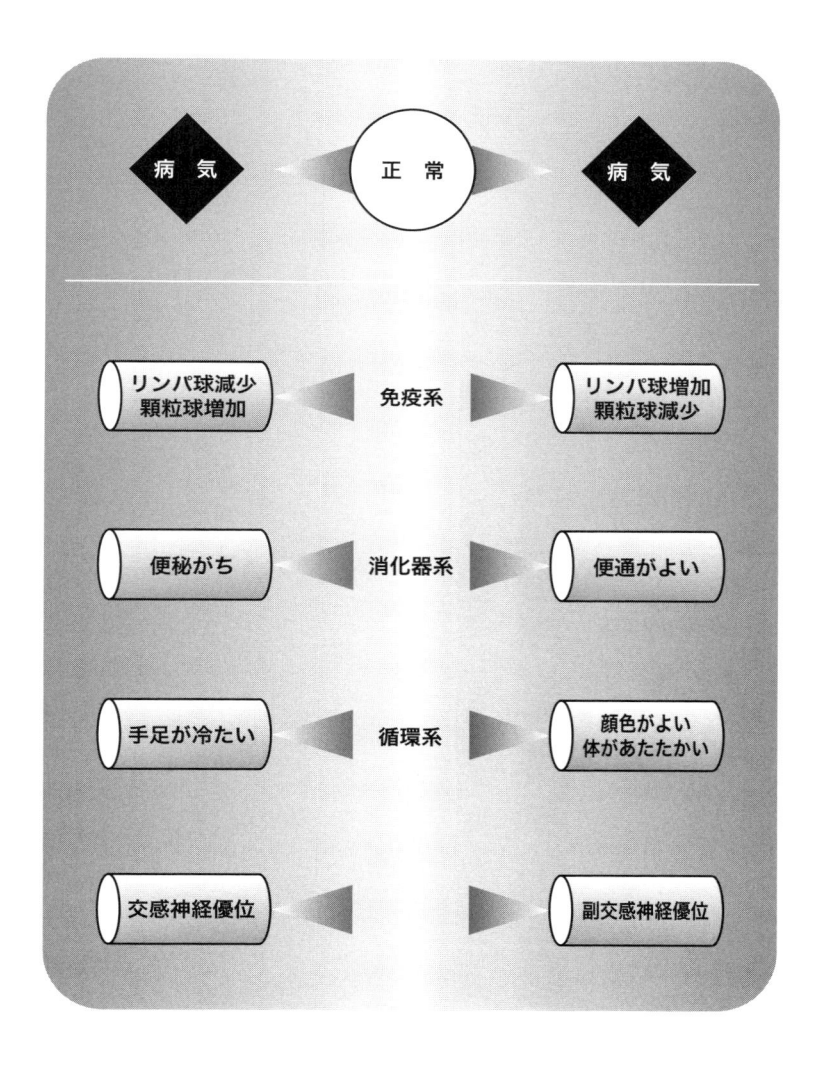

第1章　自律神経免疫療法とはなにか

病気	正常	病気
リンパ球減少 顆粒球増加	免疫系	リンパ球増加 顆粒球減少
便秘がち	消化器系	便通がよい
手足が冷たい	循環系	顔色がよい 体があたたかい
交感神経優位		副交感神経優位

図1-1　体調によってリンパ球と顆粒球の比率が変わる

・高気圧では顆粒球が増え、低気圧ではリンパ球が増える。
・高気圧では交感神経が優位になり、低気圧では副交感神経が優位になる。

　ただし、なぜ気圧の変化によって白血球のバランスが変わるのかは依然謎のままでした。
　謎解きへと進む前に、そもそも白血球のバランスとは何かを簡単に説明しておきましょう。

免疫システムの中心、白血球

　人間の体を外部から侵入してくる細菌やウイルス、異物から守り、ケガや病気を治癒しているのが「免疫」です。そして、免疫の中心的な役割を担っているのが白血球です。

　白血球は大別するとリンパ球と顆粒球に分かれます。人間の血液1㎟中に含まれる白血球は5000〜8000個。そのうちの95％はリンパ球と顆粒球です。

　健康な人の場合、顆粒球は血液1㎟あたり3600〜4000個、白血球全体の54〜60％を占めています。顆粒球は主に真菌や細菌、細胞の死骸など、比較的大きな異物を貪食（細胞内に「呑み込み」破壊する行動）して攻撃し、処理します。寿命はわずか2日程度しかなく、1日で全体の50％が死滅し、たえず新たな顆粒球が補充されて一定の数が保たれています。

　一方、リンパ球は血液1㎟あたり2200〜3000個、白血球全体の35〜41％を占めています。リンパ球はウイルスや微小なガン細胞などを異質物（抗原）として認識し、抗体を作って無毒化したり、排泄したりして処理します（抗原抗体反応）。

　人間が健康を維持していくためには、この2種類の白血球は欠くことのできない存在で、白血球のバランスがよくとれているときには、免疫は高く保たれ病気にかかりにくく、かかったとしても自力で治すことができるのです。

　しかし、なぜこの白血球のバランスが気圧によって変化するのか。その理

由はなかなか解けませんでした。

白血球の自律神経支配の法則の発見

　白血球と自律神経の謎が解決したのは、共同研究が始まって半年余りが過ぎた平成7年7月のことでした。安保教授が顆粒球には交感神経から分泌されるアドレナリン（神経伝達物質、ホルモンの一種）に反応するレセプター（刺激を受ける受容器）があることを思い出したのです。つまり、交感神経が緊張すれば、体内のアドレナリンの分泌が盛んになり、その作用を受けて顆粒球が増加するということです。このことから、高気圧→交感神経優位→顆粒球増加という図式を描くことができます。さらに、同年に安保教授の研究室では、リンパ球に副交感神経から分泌されるアセチルコリンに反応するレセプターが存在することを突き止め、副交感神経が優位の状態でリンパ球が増加するメカニズムを解明しました。

　こうしていくつもの研究や発見を積み重ね、「自律神経が白血球の数や働きを支配して、免疫機能を調整している」という、「白血球の自律神経支配の法則」を見出したのです。

　そして、「自律神経が乱れたとき、白血球のバランスも連動して乱れ、免疫低下が起こり、病気が発症する」という「福田−安保理論」もこうした研究と臨床現場での実証を経て確立したのです。

検証・気象と免疫力の変化

　高気圧→交感神経優位→顆粒球増加という図式が導き出されましたが、誰でも晴天になると虫垂炎を発症するわけではありません。晴天の日に重い虫垂炎を起こすのは、何らかのストレスを抱え続け、慢性的に交感神経が緊張状態にある人です。そのような人は、もともと顆粒球が多めで、リンパ球は減少しています。

　リンパ球が少ないと虫垂炎の原因となるウイルスの体内への侵入や体内で

の増加を許し、虫垂炎が発症するおそれは大きくなります。また、顆粒球過多の場合、顆粒球が放出する活性酸素によって虫垂粘膜はたえず傷つき、痛めつけられています。そこに晴天（高気圧）による交感神経緊張状態が加わると、炎症が極限まで悪化し、虫垂炎が重症化するのです。ストレスが少なく、ふだんから自律神経のバランスが整っている人は虫垂粘膜も健康に保たれています。そこで、たとえ高血圧がきっかけで虫垂炎になっても、重症化するほど悪化せずにすむのです。

一方、低気圧で発症する虫垂炎は、副交感神経が過度に優位になっている人に起こるようです。

軽症のカタール性虫垂炎の患者さんでは、リンパ球の異常な増加が認められます。カタール性虫垂炎やカタール性扁桃炎などの「カタール性疾患」とは、多量の分泌物を伴う病気という意味です。もともと副交感神経優位の人が、低気圧でさらに副交感神経が過度に優位になり、分泌・排泄能力が促進され、このタイプの虫垂炎を起こすのです。

中程度の蜂窩織炎性虫垂炎は、虫垂がパンパンに膨れ上げるタイプです。これも過度に副交感神経が優位になり、虫垂内の静脈がうっ血を起こすために発症するものと考えられます。

自律神経のバランスがどちらに傾いても病気を招くことを、この3つのタイプの虫垂炎は教えてくれます。

表1-2は3タイプの虫垂炎が発症する気象条件（気圧・温度）をまとめたものです。加えて、その気象条件下で、健康な人の白血球の比率、その比率に該当する血液型もまとめています。

次の表1-2を読み解いてみましょう。

3タイプの虫垂炎は、それぞれ次のような気象条件下で発症しやすくなることがわかります。

4～6月の晴れた過ごしやすい日に発症しやすいのはカタール性虫垂炎、初夏の気温の高い日に発症しやすいのは蜂窩織炎性虫垂炎、冬の晴れた気温

表1-2 気候と自律神経と免疫の関係

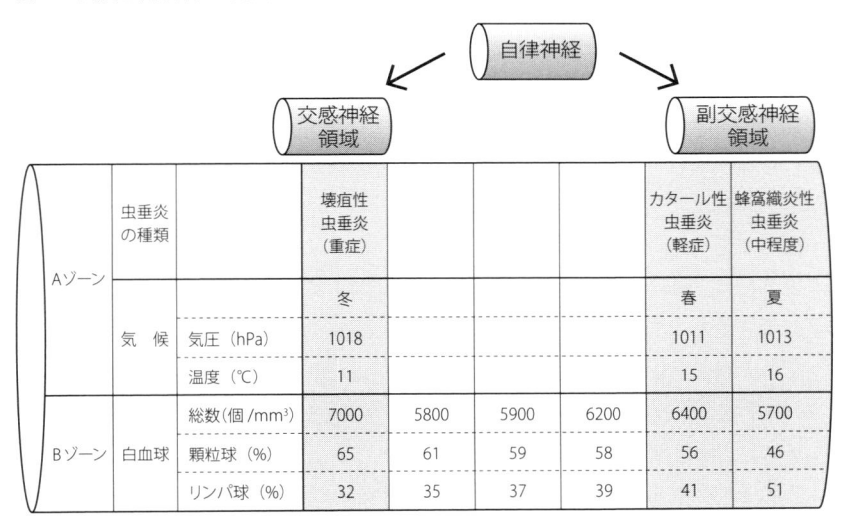

			交感神経領域				副交感神経領域	
Aゾーン	虫垂炎の種類		壊疽性虫垂炎（重症）				カタール性虫垂炎（軽症）	蜂窩織炎性虫垂炎（中程度）
	気候		冬				春	夏
		気圧（hPa）	1018				1011	1013
		温度（℃）	11				15	16
Bゾーン	白血球	総数(個/mm³)	7000	5800	5900	6200	6400	5700
		顆粒球（%）	65	61	59	58	56	46
		リンパ球（%）	32	35	37	39	41	51

の低いに発症しやすいのは壊疽性虫垂炎ということになります（Aゾーン）。

そして、健康な人の白血球の分画を、検査を行った時期に分類すると、次のようなことがわかります（Bゾーン）。

重症の壊疽性虫垂炎が発症しやすい気圧帯では、白血球のバランスが顆粒球65％：リンパ球32％となり、交感神経緊張パターンです。症状が中程度で虫垂がうっ血を起こす蜂窩織炎性虫垂炎が発症しやすい気圧帯では、顆粒球46％：リンパ球51％となり、副交感神経が過度に優位であることを示しています。もっとも軽症のカタール性虫垂炎が発症しやすい気圧帯では、顆粒球56％：リンパ球41％で、理想的な比率になっていました。

このように、健康な人でも自律神経のバランスは常に一定に保たれているわけではありません。季節・気候、気象の変化によって自律神経のバランスは変化し、自律神経の支配を受ける免疫力も揺れ動いているのです。健康な人も、体の中にこうした体調に大きな影響を及ぼす「揺れ」があることを忘

れず、季節や環境に合わせて養生をすることが健康を維持する秘訣だといえます。

自律神経の乱れが病気を起こす

　虫垂炎と気象の関係、そこから導き出された白血球の自律神経支配の法則、そして、さらに研究をすすめることで自律神経と免疫の関係を明らかにしたのが「福田−安保理論」です。つまり「福田−安保理論」は、自律神経の働きが乱れ、顆粒球とリンパ球のバランスがくずれたときに病気が発症することを明らかにしたのです。
　自律神経が良好なときの消化吸収や代謝は活発で、白血球のバランスも良く、病気に対する抵抗力は高まっています。

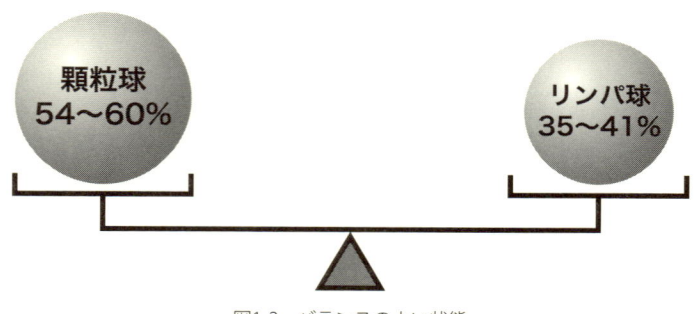

図1-2　バランスのよい状態

　しかし、いったん自律神経が交感神経、あるいは副交感神経のどちらかに傾きだし、慢性的にどちらか一方が過度に優位になると、体内のさまざまな生命活動に支障が起き、病気を引き寄せる原因をつくってしまいます。
　では、自律神経のバランスを乱す原因とは何でしょう。

交感神経を極度に緊張させる原因は、心の悩みや働きすぎ、薬の常用などの過度のストレスです。だからといって、まったくストレスをなくしてしまえばいいのかというと、そういう訳ではありません。逆に、楽をしすぎる緊張感のない生活習慣（運動不足や過食など）が副交感神経を過度に優位にする原因となります。副交感神経が優位になっている子どもの場合は親の甘やかしも影響しています。心身が十分に対応できる耐性の範囲にある適度なストレスは、自律神経のバランスをとるには必要なものなのです。

　自律神経の過度な偏りは、次のようなさまざまな健康被害を引き起こします。

❖ 自律神経に乱れがなく白血球のバランスがよい状態

| 顆粒球54〜60% | リンパ球35〜41% |

血流：良好で、全身の細胞に酸素や栄養がよくいきわたっている。代謝も活発で、毒素や老廃物の排出もスムーズ。
体温：体温調節が良好で、平均体温が36℃前後に保たれている。体内の酵素の働きも活発。免疫力も高い。
排泄：内臓器官の分泌や排泄が促進され、腸内環境も良好。

❖ 慢性的な交感神経緊張状態

| 顆粒球60%以上 | リンパ球35%以下 |

血流：血管が収縮し、血流障害が起こっている。酸素や栄養の供給が悪く、毒素や老廃物が全身の各所に停滞する。
体温：血流障害から体温調節が不良。冷えが起こる。体温が35℃にまで下がる低体温症のおそれがでる。体内の酵素の働きも不良。免疫力は低下。
排泄：内臓器官の分泌や排泄が低下し、腸内環境も不良。慢性的な便秘に悩

まされる。

❖ 慢性的な副交感神経の過度な優位状態

| 顆粒球54％以下 | リンパ球41％以上 |

血流：血管が拡張し、静脈にうっ血が起こる。血流障害が起こっている。酸素や栄養の供給が悪く、毒素や老廃物が全身の各所に停滞する。
体温：血流障害から体温調節が不良。冷えが起こる。体内体温が35℃にまで下がる低体温症のおそれがでる。体内の酵素の働きも不良。免疫力は低下。
排泄：内臓器官の分泌や排泄が過度に高まり、下痢が起こりやすくなり、腸内環境も乱れる。

❖ 交感神経が過度に緊張した場合

顆粒球による組織破壊

　交感神経が緊張すると顆粒球が過剰に増えます。顆粒球は外から侵入してくる細菌を処理し、感染症を防ぐ大切な働きをしています。しかし、増えすぎると顆粒球がまき散らす大量の活性酸素で組織破壊が起こり、ガン、胃潰瘍、十二指腸潰瘍、糖尿病などが発症します。また、顆粒球は常在菌と反応する性質があるため、増えすぎると粘膜上の常在菌を駆逐し、粘膜の破壊から組織の炎症を引き起こします。軽いものでは口内炎、重いものでは肝炎や膵炎、急性肺炎などの化膿性の炎症が起こります。

リンパ球減少による免疫低下

　交感神経と副交感神経は拮抗して働いているため、交感神経が優位になると副交感神経の働きが抑えられ、リンパ球が減少します。リンパ球の減少は免疫力の低下を意味していますから、病気にかかりやすくなります。また、

リンパ球はガン攻撃の中心的存在であり、数が少なくなれば、ガン細胞を攻撃しきれず、ガン細胞の増殖を許し、ガンの発症を招くことになります。

排泄・分泌能の低下
　副交感神経は臓器や器官の排泄や分泌能を支配しています。働きが抑えられると各種のホルモンの分泌が不足したり、便秘や排尿障害が生じたりします。ストレスが続くと便秘になるのも、副交感神経が押さえられている現れです。また、老廃物の排泄がとどこおると腎臓や膀胱、尿路など泌尿器系の器官に結石が形成される尿路結石症が起こるおそれが高まります。
　こうした、排泄・分泌能の低下は免疫力にもかかわってきます。リンパ球はガン細胞を攻撃するときに特殊なたんぱく質を放出して殺傷しますが、排泄・分泌能が低下すると、攻撃の決め手であるたんぱく質が放出できなくなります。リンパ球の数が少ないうえに働きも悪くなれば、体を守りようがなく、ガンの進行に歯止めをかけることができなくなります。

アドレナリンの過剰な作用による血流障害
　自律神経は内臓や白血球をコントロールするとき、神経伝達物質を分泌して目標の細胞に規定の働きを発揮させます。交感神経が緊張すると、副腎からアドレナリンが分泌されます。アドレナリンには心身を興奮させ、活動的にする働きがあります。これは遠い祖先が進化の過程で獲得した闘争本能の現れです。生命の危機にさらされたとき血圧を上昇させ、血中に糖や脂質を大量に流し、血液を筋肉に集中的に送り込むことで、戦闘や逃走に備えさせようとしているのです。
　この反応は瞬時に多くのエネルギーを出すメリットがありますが、長期間つづくようなことがあれば、むしろデメリットが目立つようになります。ストレスで交感神経が緊張すると、アドレナリンの影響で血管の収縮も起こります。狭くなった血管では血液が流れにくくなり、この状態が慢性的に続く

と全身で血流障害が起こります。

　血液は全身の組織に酸素と栄養素を運び、二酸化炭素と老廃物を回収して排出します。この血液のスムーズな流れが阻害されると、細胞には生命活動に必要な物資が調達されず、代謝機能（体内の物質の処理）が低下し、全身の内臓や器官の働きが悪くなります。その結果、食欲不振や全身倦怠、集中力の低下、イライラ、不眠や早期覚醒などの睡眠障害、めまい、疲労感など心身両面に不調が起こります。

　また、全身の組織からの有害な毒物や老廃物の除去、体外への排泄がとどこおることで体内環境が悪化します。たとえば、日ごろ酷使しがちな肩や腰などの筋肉から疲労物質が血液によって除去されずに蓄積すると、やがて痛みの原因物質であるプロスタグランジンに変化し、こりだけではなくひどい痛みが出るようになります。代謝が低下すれば発ガン性の物質も蓄積され、ガンが発生するリスクも高まります。

　また、血中に増加した糖や脂質によって血液はいわゆるドロドロ状態になります。血管がせまくなっているうえに、血液が流動性を失ってしまっているため、血流の阻害にくわえて、動脈硬化や血栓を生じるおそれが高くなります。

体温低下による免疫力の低下

　血流障害による健康被害は免疫にも及びます。血流が悪くなることで代謝機能が低下すると熱の産生量が減少し、体温の低下を招きます。ひどい場合には、体内の温度（直腸温）が35℃以下に下がる低体温症に陥ります。健康な人なら、軽度の低体温症くらいは自律神経の働きにより自力で回復することができますが、自律神経のバランスが乱れてしまうと自力での回復はむずかしくなります。

　リンパ球が活性化し、もっとも攻撃力を発揮できる体温は38〜39℃で、カゼなどをひくと体温が上がるのは、リンパ球の活動を高めるための体の病気に対する防御法なのです。冷えた体ではリンパ球も十分な力を出すことが

できず、病気は治りにくくなるのです。

　また、生命活動を支えるあらゆる化学反応の触媒として機能する酵素も体温の低下により、活動が抑制されます。酵素が活発に働くには、体の深部で37.2℃、腋下で36.2〜36.5℃くらいの体温が必要です。しかし、体温が低いと消化酵素や代謝酵素の働きが悪くなり、基礎代謝は低下します。

　患者さんを観察するとわかることですが、一様に血流障害を起こしており、冷えのない人はいないと言っていいでしょう。

❖ 副交感神経が過度に緊張した場合
リンパ球増加によるアレルギー疾患の発症

　病気全体の約3〜4割は、副交感神経の過度な優位により発症します。副交感神経は白血球のうちリンパ球を支配しています。副交感神経が優位になりすぎた場合、リンパ球が過剰に増え、わずかな刺激や微量の異物に対しても過敏に反応し、アレルギー疾患を引き起こすことになります。いわゆる免疫反応が過敏になっている状態です。体がこのような状態になっていると、ハウスダスト（室内塵：ペットなどの動物やヒトの皮屑（フケ）、カビ、ダニなど）や花粉などの抗原（アレルゲン：アレルギー反応を起こさせる原因物質）に過剰に反応し、アトピー性皮膚炎や気管支ぜんそく、花粉症、蕁麻疹などのアレルギー疾患が発症します。女性に多い関節リウマチや全身性エリテマトーデス（全身性紅斑性狼瘡）などの膠原病も、リンパ球過剰が招く免疫不全による病気です。

排泄・分泌能の亢進

　副交感神経の働きが過度になると、臓器や器官の排泄・分泌能も過剰になります。このため、下痢を起こしやすくなり、腸内環境も乱れることになります。また、排泄機能が異常に高まることで、本来は体内にとどめておかなければならない物質を定着させられないという事態も起こります。たとえば、

❶〜❹
病気を招く
4悪

❶ 顆粒球の増加 / 活性酸素の増加

❷ 血管が収縮し血流障害・虚血状態

過度の
ストレス
働き過ぎ
悩み過ぎ
薬の
飲み過ぎ

交感神経の一方的な緊張 → アドレナリンの過剰作用

副交感神経の働きが低下

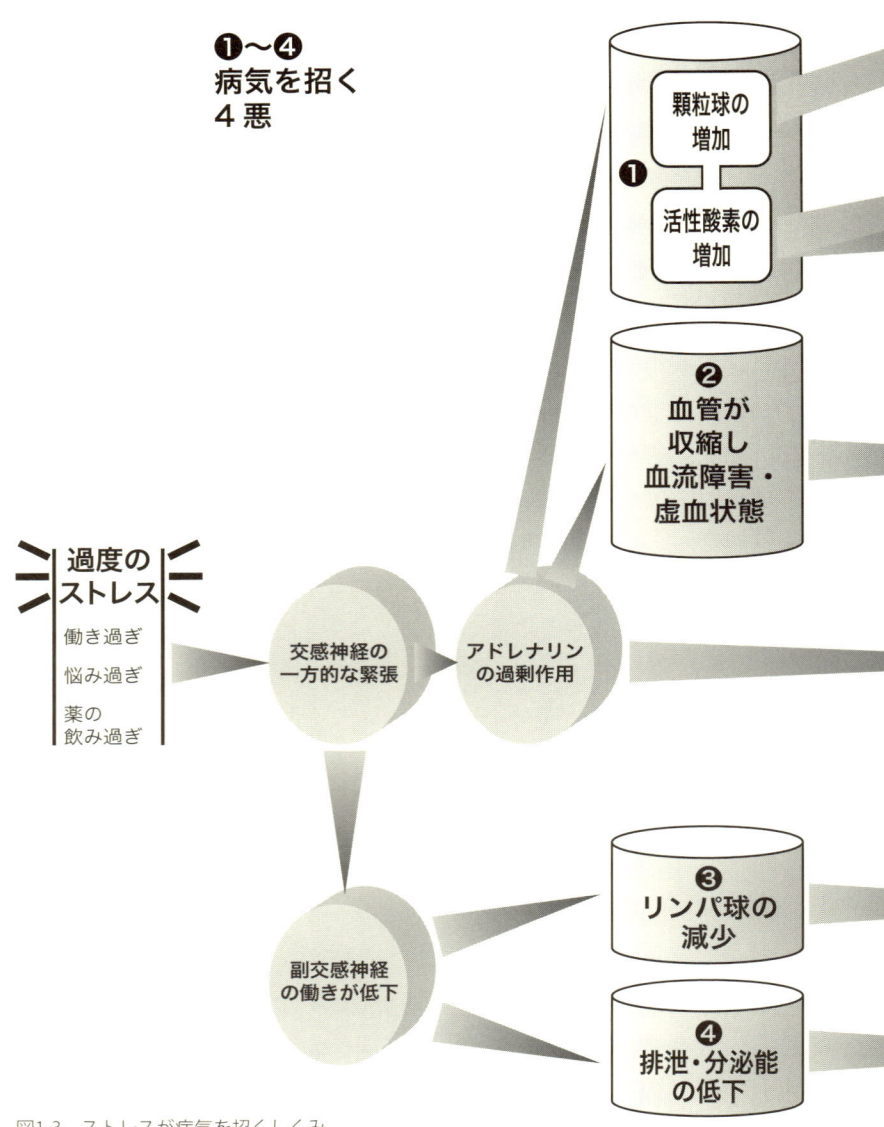

❸ リンパ球の減少

❹ 排泄・分泌能の低下

図1-3　ストレスが病気を招くしくみ

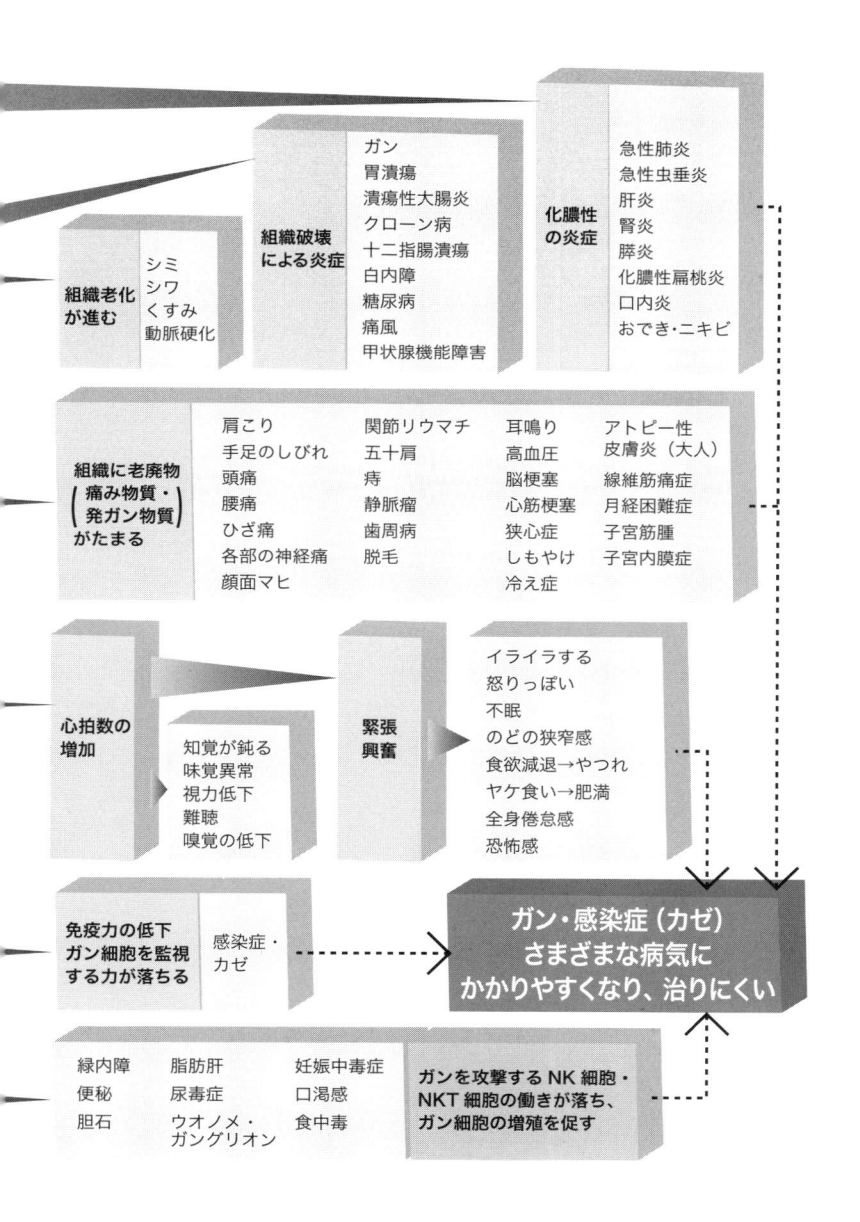

第1章　自律神経免疫療法とはなにか

| 組織老化が進む | シミ
シワ
くすみ
動脈硬化 | 組織破壊による炎症 | ガン
胃潰瘍
潰瘍性大腸炎
クローン病
十二指腸潰瘍
白内障
糖尿病
痛風
甲状腺機能障害 | 化膿性の炎症 | 急性肺炎
急性虫垂炎
肝炎
腎炎
膵炎
化膿性扁桃炎
口内炎
おでき・ニキビ |

| 組織に老廃物
(痛み物質・
発ガン物質)
がたまる | 肩こり
手足のしびれ
頭痛
腰痛
ひざ痛
各部の神経痛
顔面マヒ | 関節リウマチ
五十肩
痔
静脈瘤
歯周病
脱毛 | 耳鳴り
高血圧
脳梗塞
心筋梗塞
狭心症
しもやけ
冷え症 | アトピー性皮膚炎（大人）
線維筋痛症
月経困難症
子宮筋腫
子宮内膜症 |

| 心拍数の増加 | 知覚が鈍る
味覚異常
視力低下
難聴
嗅覚の低下 | 緊張
興奮 | イライラする
怒りっぽい
不眠
のどの狭窄感
食欲減退→やつれ
ヤケ食い→肥満
全身倦怠感
恐怖感 |

| 免疫力の低下
ガン細胞を監視する力が落ちる | 感染症・カゼ |

**ガン・感染症（カゼ）
さまざまな病気にかかりやすくなり、治りにくい**

| 緑内障
便秘
胆石 | 脂肪肝
尿毒症
ウオノメ・ガングリオン | 妊娠中毒症
口渇感
食中毒 |

ガンを攻撃するNK細胞・NKT細胞の働きが落ち、ガン細胞の増殖を促す

カルシウムは骨を構成する主要な物質ですが、骨に沈着しにくくなり、骨粗鬆症の進行を促したりします。

アセチルコリンの過剰な作用による血流障害
　副交感神経が分泌する神経伝達物質、アセチルコリンは血管を拡張して血圧を下げる働きがあり、血流を促進します。しかし、副交感神経が過度に働くと血管を広げるアセチルコリンの作用が強くなり、血管が拡張傾向になることで、動脈から送られてくる血流量が通常の範囲を超えるようになります。すると、静脈は送られてきた血液を戻しきれなくなり、静脈で血液が停滞する「うっ血」が起こるのです。支配する自律神経の違いはありますが、交感神経緊張の場合と同様に、血流障害が起こり、慢性化すると体温の低下から冷えや免疫力の低下が起こることも同じです。副交感神経が優位すぎる患者さんは、頭部のうっ血が目立って強いという特徴があります。

プロスタグランジンの過剰な作用による知覚過敏
　副交感神経が優位になると、生理活性物質（微量で身体機能に特有な作用を起こす物質）であるプロスタグランジンの分泌が盛んになります。プロスタグランジンには血管拡張作用のほか、知覚神経を過敏にして痛みや発熱を起こす作用があるため、痛みやかゆみが強くなったり、炎症が激しくなったりします。

気力・活力の減退
　副交感神経が優位になると、心身はリラックスします。しかし、過度に優位な状態が続くと気力や活力が低下し、落ちこみやすくなるためうつ病が発症します。また、リラックスした状態から食欲が亢進して過食になりやすいうえに、運動不足が加わって肥満になります。

第1章 自律神経免疫療法とはなにか

子供
過保護
家でゴロゴロ
テレビゲームづけ
勉強づけ

大人
運動不足
過食・過飲
生活にメリハリがない

副交感神経が過度に優位になる

❸ 排泄・分泌能の亢進
- 下痢
- 骨粗鬆症
- カタール性扁桃炎

アセチルコリンの過剰作用

血管が拡張し血流が増加

❺ リラックス過剰・沈静
- うつ病
- 気力の減退
- 食欲亢進
（過食の反動で拒食になることがある）

交感神経緊張

❹ プロスタグランジンが増加して痛み・発熱

❶ リンパ球の増加により抗原に反応しやすくなる

❷ うっ血状態

頭痛

知覚過敏
- かゆみが増す
- 痛みが増す
- しもやけのかゆみ

アレルギー疾患
アトピー性皮膚炎
気管支ぜんそく
花粉症
通年性アレルギー性鼻炎

有害物質や抗原が蓄積する
- のぼせ
- 蜂窩織炎性虫垂炎

エネルギー代謝の低下

肥満

エネルギー代謝が低下しすぎると、体は消費量を上げようとして

過剰リラックスのゴールは**交感神経緊張状態に**

交感神経緊張

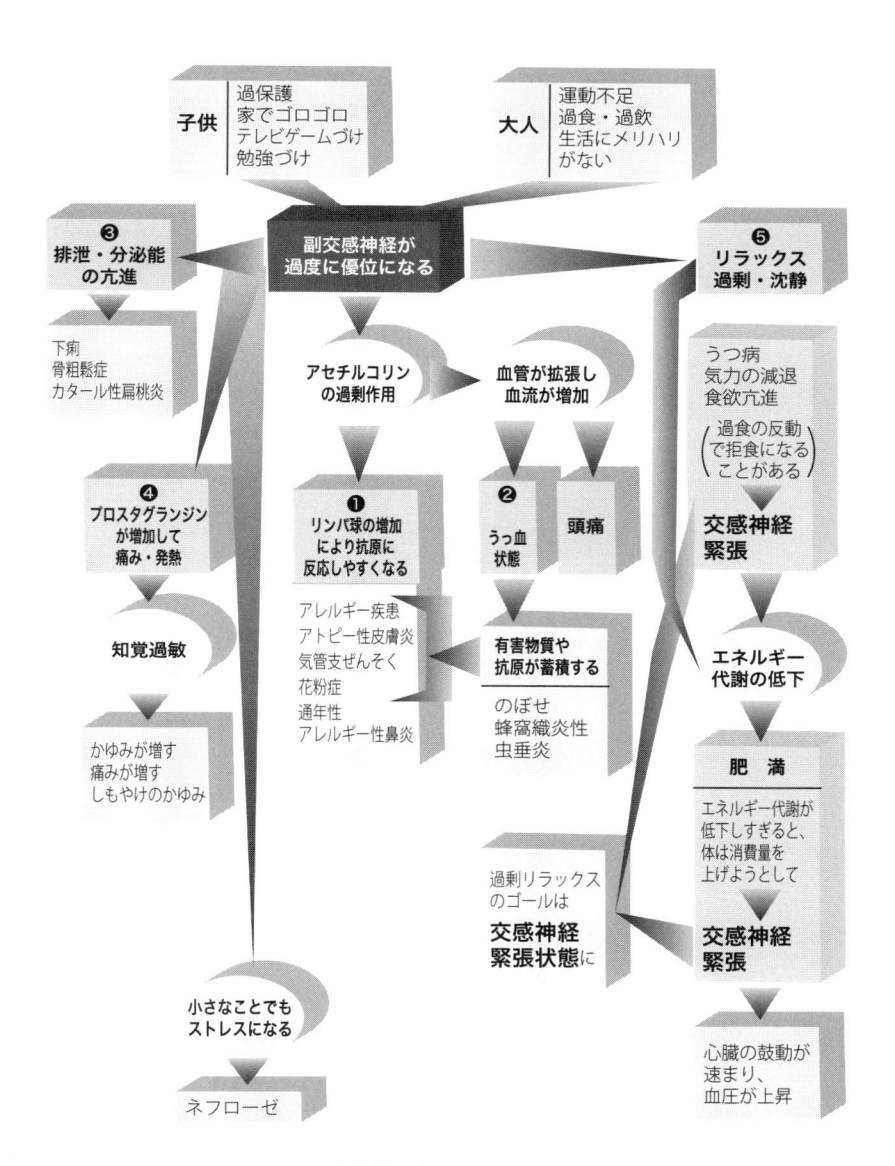

小さなことでもストレスになる

ネフローゼ

心臓の鼓動が速まり、血圧が上昇

図1-4　副交感神経が過度に優位で起こる病気

自律神経の乱れを解消すれば病気は治し易くなる

　以上のように、さまざまな病気発症の裏側には、自律神経の乱れがあります。つまり、病気を治すには、自律神経の乱れを整え、白血球のバランスを回復させればよいということです。
　交感神経が緊張している場合には、副交感神経を優位にし、交感神経の過剰な働きを抑えることで、次のような問題が解決します。
① 　顆粒球の増加に歯止めがかかり、活性酸素による組織破壊を食い止めることができます。
② 　副交感神経が優位になるとリンパ球が増え、免疫力も高まります。また血流が良くなることで冷えも解消し、新陳代謝も活発になります。
　副交感神経が過度に優位な場合は、過剰な働きを抑えることで、次のような問題が解決します。
① 　リンパ球が正常な比率になり、過剰な免疫反応が起こりにくくなります。
② 　交感神経が適度に働くようになり、気持ちに張りが生まれ、身体活動も活発になります。心身の活動が高まり、アセチルコリンの過剰な分泌や作用が抑えられることで血行は良好になり、冷えも解消します。
　しかし、どうすれば自律神経を整え、免疫力を高めて病気を治せるのかについて、画期的な事実を発見することができても、具体的な治療方法を見つけ出すことはなかなかできませんでした。

井穴・頭部刺絡療法から自律神経免疫療法へ

井穴・頭部刺絡療法との出会い

　平成8年の秋のことです。私は安保教授とともに浅見鉄男医師が主宰する「井穴・頭部刺絡研究会」に参加しました。浅見先生は、日本で行われているツボ治療の基礎を築いた東洋医学の大家です。浅見先生は当時85歳でしたが、矍鑠としたものでした。研究会ではリウマチや腰痛などの症状に悩まされている患者さんのツボに、浅見先生が鍼を1本打ち込み、少量の出血をさせるだけで症状が改善していく様子を見せていただきました。打ち込むツボは指先にある「井穴」と、頭にある「百会」という部分です。治療を受ける患者さんは、軽く鍼を刺す刺激でたちまち症状が改善していきます。

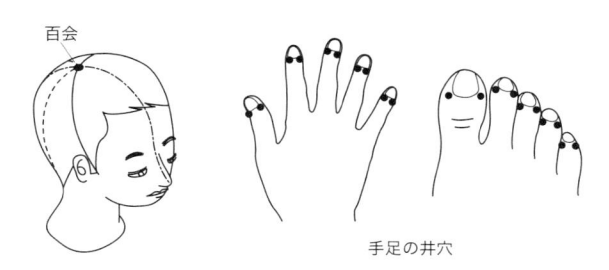

図1-5　百会と手足の井穴

　ツボは気が通る経絡のターミナルであり、ツボを刺激することで気が通るようになり、全身の気の巡りがよくなることで病気の症状が改善されていくのです。
　私はその効果に驚くとともに、大きなひらめきを感じました。気の流れに有効なツボがあるように、体には自律神経の乱れを解消するポイントがある

のではないかということに気づいたのです。

　その後、私は、井穴・頭部刺絡療法を治療に取り入れました。腰痛や肩こり、アトピー性皮膚炎など慢性の疾患で悩む友人や知人で治療効果を実感することができました。そして、自律神経のターミナルをひとつひとつ確認することで、東洋医学の経絡が自律神経の治療点が並ぶラインにほぼ合致していることを発見しました。

自律神経免疫療法の確立

　井穴・頭部刺絡療法をはじめた頃は、1日に診る患者さんは4～5人でした。しかし、その後、注射針を用いて全身にある治療点を刺激することで自律神経のバランスを整え、免疫を高める効果に優れた治療法、すなわち自律神経免疫療法を確立する頃には、治療を希望する患者さんは右肩上がりに増えていきました。

　注射針1本で井穴などの自律神経のポイントを刺激するととともに、自律神経の不調による血流障害を起こしている部分にも刺激を与えます。血流障害が起こっている部分は黒い斑点が浮き出ていたり、赤く腫れていたりするように見え、すぐにそれとわかります。自律神経のバランスが整い、血流障害が解消すると治療効果は面白いように上がっていきました。リウマチやアトピー性皮膚炎、糖尿病、白内障などのさまざまな病気、あるいは末期ガンでも著効を示したのです。また、臨床経験を積むことで、自律神経免疫療法自体の特徴がより精密にみえてきました。

　自律神経免疫療法は自律神経の調整作用に優れており、副交感神経を効果的に刺激するという特徴があります。患者さんの大半は顆粒球が多い交感神経緊張パターンですが、治療を続けることで自律神経のバランスが整ってくると、顆粒球が減り、リンパ球が増えて患者さんの病状も良くなっていきます。

　副交感神経が過度に優位な場合は、交感神経緊張パターンに比べてバランスが回復するまでにさほどの時間がかからず、リンパ球と顆粒球の比率が整

ってくると治癒に至ります。また、これまでの臨床経験から、リンパ球が過剰な患者さんはガンにかかっても治りやすいという実感があります。

　また、いままでのガン、アトピー性皮膚炎、うつ病などを中心とした患者さんたちのカルテを基に研究したところ、初診時のリンパ球数からおおよそ以下のことがわかりました。

① 　初診時のリンパ球数の割合が24％以下（過度の交感神経優位）の人は、治癒まで２年以上の期間を要する。
　　（患者さんが目をつぶってまぶたの裏にうかぶ色のイメージは黒）
② 　初診時のリンパ球数の割合が25〜34％（交感神経優位）の人は、治癒まで約１〜２年の期間を要する。
　　（イメージは青）
③ 　初診時のリンパ球数の割合が理想的な範囲である35〜41％にある人は、治癒まで約６カ月の期間を要する。
　　（イメージは茜色）
④ 　初診時のリンパ球数の割合が42〜49％（副交感神経優位）の人は、治癒まで約６カ月〜１年の期間を要する。
　　（イメージは赤）
⑤ 　初診時のリンパ球数の割合が50％以上（過度の副交感神経優位）の人は、治癒まで約１年以上の期間を要する。
　　（イメージは白）

　そして、たとえそのときに病気を発症していなくても、リンパ球数の割合が30〜34％、あるいは42〜45％ある人は、病気にいつかかってもおかしくない、いわゆる未病の状態にある人が多いことがわかってきました。

治癒には患者さんの努力が不可欠

　自律神経免疫療法はたいへん切れのいい治療法です。一般の病院から「治療の術ナシ」と宣告されて来院した難治の患者さんを治癒させることも稀で

はありません。治療がうまくすすむと治療家はつい、「自分が治してあげた」と思いがちですが、今までみてきたように自律神経免疫療法の治療は本来備わっている自己治癒力を高めることが最大の目的であり、その結果として病気が治っていくのです。慢心や思い込みは、ときとして治療家の目を曇らせ、治療そのものを誤るおそれもあります。治療家たる者はすべからく「患者に学ばせてもらっている」という謙虚な姿勢で、常に治療にあたってほしいと思います。

　また、治療家の皆さんは、患者さんに対して「治療効果は患者さんの協力があってこそ得られるということを忘れないでください」と申し添えるようにしてください。自律神経がバランスを失うのは、その人の考え方の偏りや生き方の偏りが原因です。したがって、患者さん自身が心の持ちようを見直し、行動のしかた、生活のありかたを見直すことが治療には必須です。

　ストレスの多い生活を送っている人は、交感神経緊張によって病気に陥ります。治療で病気を治癒へと向けて改善していくことは手伝えますが、治療家にできることはそこまでです。患者さん自身が病気の主要な原因がストレスであることに気づき、悩みすぎる自分の偏った生き方を是正すれば、それだけストレスの負荷は軽減され、治癒へと大きく前進します。

　具体的には、まず働きすぎをやめることです。職場での長時間勤務は身体的な疲労はもちろんのこと、精神的な疲労もたまっていきます。仕事は定時までにかたづけ、勤務時間をすぎたら職場から一刻も早く離れることが健康を回復するうえでのポイントです。また、睡眠時間をしっかりととり、心身の疲れはその日のうちに解消し、疲労を次の日に持ちこし、ためないようにすることも大切です。１日のうちで何分かでも運動で汗を流すことも自律神経のバランスを整えるためには大切です。副交感神経が優位な人は、メリハリのある生活を取り戻すことで自律神経のバランスは回復していくでしょう。また、過食やアルコールの取りすぎにも注意し、こまめに体を動かすことも大切です。

自律神経免疫療法の今とこれから

自律神経免疫療法の今

　平成13年4月に自律神経免疫療法に共感した数名の医師や歯科医師とともに、「日本自律神経免疫治療研究会」を発足させてから10年になります。12名から出発した会員は、平成22年5月末現在で228名となりました。現在では鍼灸医学の治療家も参加し、臨床に導入する人が年々増えています。

　治療法の基本的な考え方は変わりませんが、平成9年に浅見鉄男先生から学んだ井穴・頭部刺絡療法を基に試行錯誤を繰り返し、臨床経験を重ねることで、より優れた治療へといくつかの点が変わりました。

　治療の起点は井穴から百会、さらにつむじへと変わり、故石渡弘三氏の交流磁気治療（電気的に磁界を発生させその磁場を治療に利用する治療法。石渡氏は磁気鍼の考案者）を「つむじ理論」に応用することで治療効果が格段に上がりました。私自身が「まさか！」と思うほどの高率の治療効果が短期間に現れるようになりました。

　ほかにも、治療を続けながら、経験として「気」の理論や丹田（へその下3寸の部分）、天宗（肩甲骨の中央部分）の治療など、東洋医学の考え方が治療に役立つこともわかってきました。また、逆に自律神経免疫療法の理論から、東洋医学の「未病」「陰と陽」「虚と実」などの理論を解明し、裏付けることができると考えるようになりました。たとえば、東洋医学でいう「未病」とはリンパ球の割合でいうと、30〜34%、あるいは42〜45%であることが明らかになったのです。

　治療では最近、鼠径部に注目しています。患者さんの体を観察していて、鼠径部が治療のポイントになることがわかってきました。交感神経優位の人は、一般に背中の硬くなった部位に痛みが出ます。そこから出た線が鼠径部

にきて足の前側に降りていきます。副交感神経優位の人は鼠径部の上より胸の柔らかい部位から線が降りて、鼠径部を通って足の裏側にまわり、足の下部へと降りていきます。自律神経のどちらが優位になっているかで、鼠径部を中心にしたラインが違ってくるわけです。

自律神経免疫療法のこれから

　私は顧問をしている清水坂クリニック（東京・湯島）で年に何度も講習会を開いています。医師や鍼灸師などのさまざまな治療者が自律神経免疫療法の基礎から治療の実際までを学ぶために参加しています。しかし、そうした志向のある人でも、いくら教えてもぜんぜんできない人がいます。特に医師にそういう人が多くみられます。

　「今までの教育を捨ててみろ」というのですが、やはりコンピュータの画面に表示されるデータを確かめるばかりで、患者さんの体を自分で触って、問診を重ねて患者の全体像をつかむという医療ができません。従来のマニュアルに縛られているために、薬に頼り、薬ばかりを出す医療から抜け出すことができなくなっているのです。

　実際に患者さんの体に触れて治療を続けていけば、患者さんの体が自ずと、データ以上のさまざまなことを教えてくれます。それが、その人に最適、かつ必要な治療を判断する要になるのです。こうした実践から学ぶ姿勢が生まれなければ、講習会で理屈だけを学んでも、治療者としての技量を上げることはできません。

　私はこれまでの経験から、治療者には医学的な知識と治療の両方の間を行きつ戻りつしながら柔軟に考える態度が何よりも大切だと考えています。例えば、「自律神経」というカテゴリーは今までの医学では、いわば病気の捨て場でした。説明がつかない病気、原因がはっきりしない病気はすべて「自律神経失調症」と呼んでいました。しかし、自律神経に何が起こっているのか、その解明を怠ったまま、目の前にいる患者さんにこの病名ともいえないレッテルを貼り付けても何の益にもなりません。

「すべての研究は正しい認識においては無限の可能性が予約されるが、誤った認識においてはすぐ壁に突き当たって一歩の前進も許されない」。これは免疫系と自律神経は同調しているという「生物学的二進法」を説かれた元東北大学医学部講師の斉藤章先生の言葉です。この柔軟な考え方がなければ、医療の根本的な革新はできないと思います。

私が行っている「つむじ理論」と名付けた治療法にたどり着くまでには、共同研究者の新潟大学大学院の安保徹教授、前述した横浜の開業医浅見鉄男先生といった方々の教えがあって、初めて前進できたと思っています。

また、先人達からも多くを学びました。『典座教訓』『赴粥飯法』を著した曹洞宗の開祖・道元、『養生訓』を著した貝原益軒、観相学の大家である水野南北など、こうした先達の考えを渉猟し、私はついに病気の本質を見抜いた江戸中期の漢方医であり医学革新運動の先駆者・後藤艮山の名言につきあたりました。「百病は一気の留滞により生ず、病膜眩せざれば、一病も癒えず」という言葉は、時代を超えて現代の医学や治療家が真摯に耳を傾けるべきものだと思います。

そもそも人間には、自らを治す力があります。気を貫す手当を行えば自然治癒力が生まれ、明日への希望の免疫力が生まれるのです。それゆえ、90％の疾患は難病ではないのです。

私が考える「21世紀の医療」とは、次のようなものです。

・病気は自分自身がつくり出したものである。よって、自分の力で治せる。
・人間には限りない「治ろうとする力」があることを認識してほしい。
・病気を治すのは、95％は患者自身の力である。自分自身で工夫し、努力すること。医療関係者ができるのは残りの5％である。この5％の仕事とは、病気に対する患者の恐怖心をやわらげながら、患者の性格や考え方を考慮し、自己治癒力を高める手伝いをすることである。
・病気を治す治癒力は、顆粒球とリンパ球のバランスにある。バランスを崩せば病気になりやすくなる。

・免疫とは白血球そのものであり、免疫の「力」は白血球の数である。そして顆粒球とリンパ球の割合は、免疫の「質」である。

第2章

自律神経免疫療法の
具体的な治療方法

自律神経のバランスを整え自然治癒力を向上させる

　自律神経免疫療法は、注射針や磁気鍼を用いて治療点（圧痛点）のポイントを刺激し、免疫力を高めて病気の治癒を促す治療法です。
　患者さんの主訴を聞き、状態を見ながら、疾患の原因が交感神経の緊張状態にあるものは交感神経の働きを抑えて副交感神経を優位にし、逆に副交感神経優位の場合は交感神経を適度に刺激することで、自律神経のバランスを整え、自然治癒力を引き出します。
　私が治療のポイントとして重視しているのは、つむじと手足の爪の生えぎわにある井穴です。
　井穴は昔から気（目に見えない生命エネルギー）の流れるライン（経絡）の始点と考えられており、同時に自律神経のバランスを調整する基本のポイントでもあります。自律神経免疫療法を始めた当初は、私もこの井穴を治療の起点にしていました。しかし、これまでの臨床経験から、今は井穴より治療効果が高いつむじを起点に治療をすすめています。

つむじ療法

「頭熱足寒」から「頭寒足熱」への改善
　患者さんを観察していてわかったことですが、何らかの病気にかかっていたり、あるいは病気とまでは呼べないにしても、大きく体調を崩したりしている人には、決まって頭部のうっ血と下肢の冷えがあります。つまり、共通して血行障害と体の冷えがみられ、いわば「頭熱足寒」の状態にあります。

私自身の体験からいえることですが、この「頭熱足寒」を改善しない限り、病気の治癒はまず見込めません。
　以前、私はひどいうつ病になり、なかなか回復できないでいました。しかし、立ち直りのきっかけをつくってくれた鍼灸・気功師の先生が指摘したのが、まさに私が陥った「頭熱足寒」の状態であって、実際私は3カ月あまり体中が冷え切っていることを自覚しており、鍼灸治療を続けるうちに私の「頭熱足寒」は「頭寒足熱」へと改善され、長い間冷え切ったままでいた体に温感が戻るにしたがって、私の心身は徐々に回復し、うつ病から生還することができたのです。
　このとき体験と鍼灸・気功師の先生が施す治療のなかで得た知恵から、私は「頭熱」が頭部のうっ血や気の詰まりによって生じるものであり、その治療法がとどこおった血液や気を下に流すことだと知ったのです。この気づきがつむじ理論を生むきっかけとなりました。
　実際に自律神経免疫療法のなかで、つむじを起点とした治療を実践してみると、気の通り、血行の通りが顕著によくなることを発見しました。
　その後、臨床経験を積むにしたがって、つむじ理論は確信へと変わり、そ

表2-1　年代別治療法の変化

平成8〜10年 井穴・頭部刺絡療法	注射針、レーザ、電子鍼を使用し、井穴と頭部の百会の他、体の中心線上に分布する治療点を刺激.
平成11年〜 自律神経免疫療法	注射針、レーザ、電子鍼を使用し、井穴と頭部の百会の他、頭部、顔面から全身に分布する治療点を刺激.
平成15年〜 頭寒足熱法による 自律神経免疫療法	注射針、電子鍼を使用し、頭寒足熱法（主に髪の生えている範囲で百会を中心とした正中線上、および両側頭部を刺激する方法）を導入し、全身の治療点を刺激.
平成17年10月〜 新頭寒足熱法による 自律神経免疫療法	注射針、電子鍼を使用し、新頭寒足熱法（百会を起点に、放射状に治療点を刺激し、気を通す方法）を導入し、全身の治療点を刺激.
平成18年2月〜 つむじ理論による 自律神経免疫療法	電子鍼、磁気鍼、高麗針とい3種の鍼を使用し、つむじ理論（つむじを起点に、放射状に治療点を刺激し、気を通す方法）を導入し、全身の治療点を刺激.

れ以来、私は治療の起点を井穴からつむじへと変えることとなりました。今はつむじから額、目の間を通り鼻筋から頸部、前胸部から腹部、鼠径部から下肢に至るライン、つむじからこめかみ、耳の後ろなどを通り頸部や肩部、背部、腰部、臀部から下肢に至る何本かのライン上の治療点を刺激するつむじ理論から組み立てたつむじ療法が主になっています。

　つむじを起点とした治療点などの詳細については、「第4節　つむじ理論による治療の実際（38ページ）」を参照してください。

白血球のバランスを治療の目安とする

　自律神経免疫療法は自然治癒力を高め、患者さん自身の免疫力によって疾患を改善・治癒する療法です。治療をすすめるなかで、その時々に目安となるのが白血球の分画を知ることができる血液データです。血液検査を行う利点には次のようなものがあります。

治療の見通しを伝えられる
　ほとんどの病気は自律神経の乱れから発症しています。自律神経のバランスが整っていると、白血球数は血液1㎜³当たり5000〜8000個で、顆粒球とリンパ球の比率は、顆粒球54〜60％：リンパ球35〜41％に保たれています。この比率に保たれていれば、免疫力は病気に対抗するだけの力を十分にもっており、私たちは自然治癒力を発揮することができます。
　ところが、交感神経緊張状態では顆粒球が多く、リンパ球が少なくなります。逆に副交感神経優位の場合は、この比率は逆転したパターンに陥っています。そこで、病気の引き金となっている自律神経のバランスを改善させ、免疫力を回復するためには顆粒球数とリンパ球数の比率を顆粒球54〜60

％：リンパ球 35 〜 41％におさめることが目標となります。

　また、血液検査をすることで、患者さんに検査結果を示し、治療の見通しを具体的に示すことができます。交感神経緊張型の患者さんには「今、具合が悪いのは、まだまだ顆粒球が多いからですね。治療でもう少しリンパ球が増えてくるとよくなってきますよ」と伝え、「白血球のバランスが整うと、末梢の血管まで血行がよくなり、冷えがなくなりますよ」など、治療の目的・目標を確認し、治療の見通しを伝えることができます。

白血球データによる病態把握

　白血球データの内、リンパ球の実数を把握しておくことは、治療効果をはかる有力な指標となります。リンパ球数と顆粒球数の比率が改善され、リンパ球の実数が増えるにつれ、症状も改善していきます。
・病気を治すために必要なリンパ球数＝ 1800 〜 2000 ／mm³以上。
　2000 ／mm³を超えると、病状は目に見えて改善するか治癒します。
・1800 ／mm³以下では病状は安定せず、良い時もあれば悪いときもあるという状態です。

表2-2　病気を治すためのリンパ球数

2000 個／mm³ 以上	1800 個／mm³ 程度	1800 個／mm³ 以下
病状が目に見えて改善	病状が好転、ガンの場合は共存	病状は安定せず

血液データを示すことは生活改善の指標となる

　血液データを示し、説明することは患者さん自身が自らの力で病気を治すための生活改善の指標となります。

　自律神経の乱れによる白血球バランスの偏りは、それまでの生活習慣や食生活に多くの要因があります。治療家が主体となる治療は自律神経を整え、病気を治す大きな働きですが、病気を引き起こす原因となった生活習慣全般

が改まらない限り、たとえ病気が治癒したとしても、再び同様な病気になる可能性は消えません。そこで、患者さん本人が病気を治すための生活改善を行う上で、血液データはわかりやすい指標となります。

　白血球バランスを示し、前述のような治療の進行状況のほかに、病気を治すために必要な生活上の注意点を具体的に伝えます。

　リンパ球がなかなか増えてこない場合、交感神経を緊張状態にしている原因を患者さんとともに考えるために、「最近、仕事量は増えていませんか」、「冷えはありませんか」、「睡眠時間は十分にとれていますか」、「ストレスをためていませんか」と、声をかけてください。治療家のこのような問いかけが、患者さん自身に生活を点検し、改善を考える機会をつくります。そして、「薄着のせいで冷えを招いたかもしれない。体を温め、冷やさないよう注意しよう」、あるいは「仕事が忙しい分、睡眠時間の確保に気をつけよう」、といった生活習慣の改善策につながります。

　逆にリンパ球が多い場合は副交感神経の過度な働きを抑え、リンパ球を正常な範囲内にまで減らす必要があります。患者さんには血液データをもとに、この点を説明し、適度な軽い運動や腹八分目などの生活指導など、交感神経を優位にする方法を伝え、自助努力を促します。

　血液データを治療家と患者が共有することは、治療家にとっては治療の方向性を示す根拠や治療の進行状況の確認となり、患者さんにとっては全身の状態を理解し、生活改善をすすめる指標となります。円滑な治療をすすめるために、血液データは治療家と患者さんで共有してください。

血液検査の実施方法

　白血球の分画を調べるには、患者さんが通っている医療機関での血液検査で、白血球像（白血球の分画）がわかれば問題ありません。しかし、血液検査の項目が白血球数だけで白血球像がわからない場合、その医療機関で白血球像を調べてもらうよう患者さんにお願いしてください。

患者さんにかかりつけの医療機関がない場合は、クリニック（診療所）などを受診し、白血球像を調べてもらうようお願いする方法があります。大学病院や公的な病院では難しいかもしれませんが、クリニックでは引き受けてくれる例が多いようです。ただし、受診した病気の診断に必要な血液検査ではない場合には、採血の前に、原則として健康保険は適用されず、全額自己負担になることを患者さんにきちんと説明してください。

血液検査は治療をすすめるうえで欠かせませんが、ひんぱんに調べる必要はありません。病気にもよりますが、3カ月に1度くらいの検査で十分です。

血液検査表の見方

自律神経において、交感神経優位の状態だと白血球中の顆粒球が増加し、副交感神経が優位の状態だとリンパ球が増加します。

自分の現在の状態が交感神経優位なのか副交感神経優位なのかを知るには、血液検査が欠かせません。ただ、通常の血液検査では、白血球の総数を調べることはあっても、白血球における顆粒球やリンパ球の割合までは調べないことが多いようです。

この顆粒球とリンパ球の割合（白血球の分画）の検査は、地域によっては健康保険の適用外ですが、それほど高額な検査ではありません。もしかかりつけの医師の血液検査で白血球の分画が表示されていないときは、「自費でかまいませんから、白血球の分画も調べてください」と申し出てみましょう。

それでは、次頁の表2-3を見ながら血液検査表の見方を簡単に説明しましょう。お手元に血液検査表があれば、それも出してみてください。

着眼ポイントは、

㋐のリンパ球の割合（「リンパ球」の表示は、検査機関によって「Lympoho」や「Ly」、場合によっては単に「L」と表記されます。）
㋑の好中球の割合（場合により、「Neutro」あるいは「NE」とも表記されます。）
㋒の好酸球の割合（場合により、「Eosino」あるいは「E」とも表記されます。）

表2-3 血液検査表の見本例

```
000-000-000000-0000-0001
```

病院名　サンワクリニック　　殿
提出医　タカハシ　　先生
科　名　　　　　　　　　　　　　　外来・入院　□　　　　仮報告　□
病　棟　　　　　　　　　　　　　　　　　　　　□　　　　完　了　□

氏　名　　フジシロ　タケシ　　　　　性別　男　　年齢　　才
　　　　　　　　　　　　　　　　　　生年月日　　年　月　日
受付日　受　※年7月28日　　　採取日　※年7月28日
報告日　報　※年7月29日
受付No. Nc　9999
カルテNo. カ

	項目名		結果	基準値	
オ	白血球数	WBC	4600	M3900〜9800 F3500〜9100	/μL
	赤血球数	RBC	485	M427〜570 F376〜500	×10⁴/μL
	血色素量	Hb	14.7	M13.5〜17.6 F11.3〜15.2	g/dL
	ヘマトクリット値	Ht	44.2	M39.8〜51.8 F33.4〜44.9	%
	MCV	MCV	91.1	M82.7〜101.6 F79.0〜100.0	fL
	MCH	MCH	30.3	M28.0〜34.6 F26.3〜34.3	pg
	MCHC	MCHC	33.3	M31.6〜36.6 F30.7〜36.6	%
イ	血小板数	血小板	24.3	M13.1〜36.2 F13.0〜36.9	×10⁴/μL
ウ	網赤血球数	網状		M2〜27 F2〜26	0/00
末梢血液像	桿状核球	Stab		0〜6	%
	分葉核球	Seg		32〜73	%
	好中球	Neut	45	40〜74	%
	好酸球	Eosin	2	0〜6	%
	好塩基球	Baso	0	0〜2	%
エ	単球	Mono	6	0〜8	%
ア	リンパ球	Lym	47	18〜59	%

＊「基準値」欄のMは男性、Fは女性

＊「末梢血液像」欄の
　ア　リンパ球の割合は47％
　イ　好中球の割合は45％
　ウ　好酸球の割合は3％
　エ　単球の割合は6％
であることがわかります。

＊顆粒球の割合の求め方
　【顆粒球】＝（好中球）＋（好酸球）＋（単球）
　53％＝45（**イ**）＋2（**ウ**）＋6（**エ**）
＊リンパ球の数の求め方
　（白血球数）　×（リンパ球の割合）＝（リンパ球数）
　4600（**オ**）×47％（**ア**）＝2162個／㎣

❹の単球の割合（場合により、「Mono」と表記されます。）
❺の白血球の数
です。

　自律神経免疫療法では、白血球におけるリンパ球と顆粒球の割合とともに、リンパ球の数も重要な指標として重視します。

　リンパ球数をこの血液検査表から求めるには、「白血球数×リンパ球の割合」で計算すればよいのです。

　ご自分の血液データと白血球の状態がどのようなものであるかが判明しても、いったいどのようなタイプが理想的な白血球像であるのかが分からなければ、ご自分の位置付けが分かりません。各データの理想値は以下のとおりです。

表2-4　血液データの理想値

白血球数	血液1mm³中5000〜7000個
リンパ球数	血液1mm³中1800〜2500個（ベストの状態は、2000〜2300個程度）
リンパ球の割合	35〜41％
顆粒球の割合	54〜60％

　たとえ、血液の状態が上記のような理想値の範囲にあったとしても、病気や不快な症状に陥ることはあります。ただ、血液の状態が理想的な状態にある、あるいはこれに近い状態にあるということは、むしろ回復の方向にあるのだという確信をもって治療を受けるべきです。なぜなら、皆さんの体にはもともと「病気を治す力」が備わっているからです。

　また、現在、病気や不快な症状になかったとしても、血液の状態が理想値の範囲内になければ、病気を発症したり再発の危険があると予測することができます。

もとより血液検査の結果は、固定的なものではなく、現在のおおよその傾向をつかむための指標なのです。したがって、自分の血液検査の結果が理想値から外れているというひとつの事実をみただけで、落ち込んではなりません。むしろ、本書に書かれている理想的な生活習慣や食事療法を実践することで、病気からの離脱をはかること、あるいは病気との共存という新たな自分に生まれ変わることを目標にして、明るく前向きに免疫力を整えていくことが何よりも大切なことだと考えてください。

つむじ理論による治療の実際

治療点を見つけるコツ
　自律神経免疫療法を学び始めた医師や歯科医師、鍼灸師さんからの問い合わせで多いのが、特定の疾患の治療点をたずねる質問です。病気ごとの特定の治療点はとくにありませんが、病気の部位や病気そのものによって特徴的に血流障害が起こりやすい箇所はあります。以下の傾向を参考に治療のライン上を探り、治療点を見つけてください。
《横隔膜から上（肺、心臓、頭部）に発症する病気》
　頭部、上半身にうっ血が見られます。リンパ球が多い副交感神経優位の人に多くみられます。
《横隔膜から下（胃〜腸、生殖器）に発症する病気》
　足が冷え、下肢に強い血流障害が起こっています。頭部にうっ血はみられますが度合いは弱く、異常なラインや黒っぽいしみは下肢に集中します。顆粒球が多く、交感神経緊張の人に多くみられます。
《白内障、緑内障など目の疾患、鼻炎など鼻の疾患、耳鳴り、難聴など耳の疾患、心臓病》

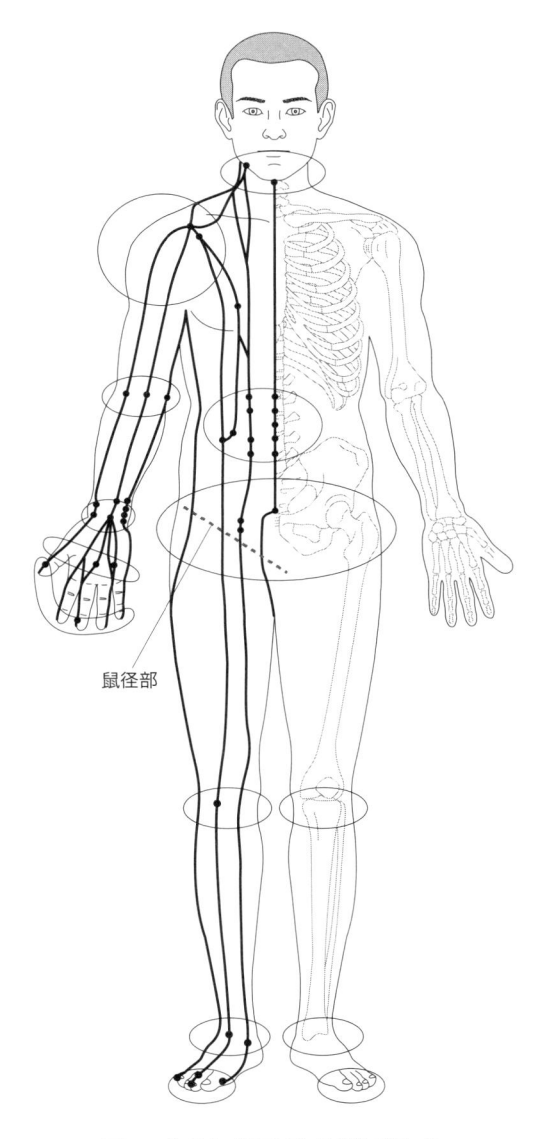

第 2 章　自律神経免疫療法の具体的な治療方法

鼠径部

図2-1　治療点（圧痛点）及び治療ライン

顔面にうっ血があり、顔が赤みを帯びます。とくに耳鳴りのある方には、肩から前胸部にかけてしみがみられる例が多いようです。
《心臓病、呼吸器系の病気、乳ガン、消化器疾患》
　前胸部や腹部など、体の前側に血流障害が起こりやすく、異常なラインやしみが現れます。
《アトピー性皮膚炎》
　腹部から上で、体幹の前と裏、血流が流れにくい関節の裏側に血流障害がみられ、異常なラインやしみなどが現れやすくなります。
《パーキンソン病》
　頭部がうっ血し、下肢に強い冷えがみられます。

　血流障害を起こしている箇所は、さぐってみると、ブヨブヨしていたり、くぼんでいたり、しこっていたりと、明らかに他の部位とは異なる感触があります。また、そうした箇所にふれると患者さんは圧痛を感じますので、患者さんの反応からも確認することができます。こうした箇所が治療点であり、同様に血流障害を起こしているところをたどっていくと線としてつながっていきます。これが、治療のために刺激を加えていくラインです。
　ただし、同じ病気でも患者さんが違えば治療点が異なり、同じ患者さんでも日によって治療点が変わります。治療を行うごとに、患者さんの全身をよく診て、指でさぐりながら治療点を見つけてください。また、治療点がわからなくなった場合は、患者さんと話しながら反応を確認してください。指が他と違う感覚を感じる箇所を見つけ、押しながら「痛くないですか」と聞いてください。
　私の経験からいえることですが、患者さんとのコミュニケーションを重ねていけば、変化する治療点の場所を見失うことはないでしょう。私自身は10年以上もこの治療にたずさわり、今では患者さんの全身を眺めただけで、ある程度はどこに治療点があるのかがわかるようになりました。とくに気が

よどみやすいところ、血行が詰まりやすい箇所と治療のラインを図2-1で掲げたので治療の参考にしてください。図を参考に、患者さんのからだをしっかりと目で観察し、指でさぐり、治療点をさがしてください。

「診て、聞いて、触って、話す」ことが治療の基本

　患者さんの病状を把握するために、患者さんから必要な情報をとるようにしてください。患者さんの顔貌、顔色をよく診て、具合がどのように悪いのかをしっかりと聞き、体に触れて手足の温かさを調べ、ストレスを抱えていないかなど、生活面での要因を知るために話をすることです。こうした問診のポイントは治療家にとっては基本であり、あたりまえのことですが、「診て、聞いて、触って、話す」ことが適切な治療を始める大切な第一歩です。

　私は治療の指導にあたるときにも、「とにかく触ってください」「体をよく診てください」「患者さんと話してください」と、くり返し言います。

　これがほんとうの手当というものです。現在の西洋医学にはほんとうの手当がなくなり、したがって、ほんとうの治療をしていないのです。

　実際、私が患者さんを診察するときには、どんなに忙しいときでも「願望」「顔色」「気分」「睡眠」「食欲」「便通」「体温」を診て、病状や生活態度について聞きます。それらの状態を知ることで患者さんが交感神経緊張にあるのか、副交感神経が過度になっているのかがわかるからです。次の表2-5は自律神経が乱れたときの症状とバランスがとれているときの症状の主なものを、問診のチェック項目にあてはめたものです。

　これらの情報と白血球像を重ね合わせることで、患者さんの病態をより深く把握することができます。また、治療を通して自律神経のバランスが回復すると、以上の項目にも問題がなくなっていき、治療効果の目安とすることもできます。患者さんに必要な適切な治療を行うために、最低限以上のような項目を念頭に置き、患者さんをよく診てください。

表2-5　自律神経の乱れによって生じる七症

チェック項目	交感神経緊張（顆粒球が過剰）		正常	副交感神経が過度に優位（リンパ球が過剰）	
顔色	青白い 26〜34%	黒っぽい 25%以下(冷え)	肌の色（ピンク色）35〜41%	赤い 42〜49%	白い 50%以上（冷え）
顔貌	けわしい，むっつり			赤ら顔，カッカする	
気分	イライラ			無気力	
睡眠	不眠			過眠	
食欲	食欲不振（少食）			暴飲暴食（過食）	
便通	便秘			下痢	
体温	冷え（虚血による）			冷え（うっ血による）	

＊数値はリンパ球数の割合

自律神経のバランスが回復した状態

チェック項目	自律神経のバランスが回復
顔色	肌の色がピンク色，明るくみずみずしい　リンパ球 35〜41%
顔貌	表情が明るく，目に力がある
気分	活気があり，穏やかさもある
睡眠	熟睡でき，快便，快食，快眠，寝覚めが良い
食欲	食欲はあり，食事量をコントロールできる
便通	快便である
体温	冷えがない（温度の変化に対応できる）

3種類の治療器具

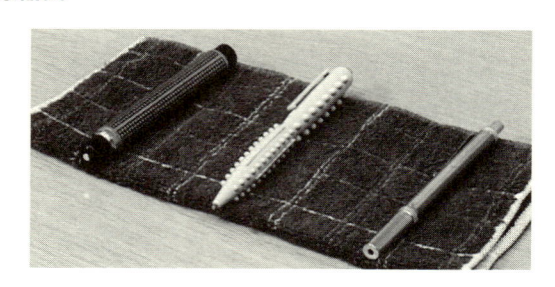

写真2-1　3種類の治療器具（左から電子鍼、磁気鍼、高麗針）

　自律神経免疫療法において、治療点を刺激する鍼には3種類があります。

電子鍼、磁気鍼、高麗針（刺絡療法に用いる針で、血糖値をとるための飛び出し式の針）です。以前は、注射針を用いていた時もありましたが、現在ではこの３種類の鍼を使用しています。

　まず、電子鍼を使い、つむじから首、胴から足、そして足の先まで気を通していきます。次に、磁気鍼による刺激で、頭の先から足の先までの堅さを取ります。最後に頭の先から足の先までの要所に高麗針で刺絡療法を用い、血液や気の留滞を解消させます。こうした刺激を治療点に与えることで、自律神経のバランスが回復し、さまざまな症状を改善することができるのです。

《磁気鍼の利点》

　３種の鍼のなかで、とくに磁気鍼は自律神経を刺激する働きにすぐれています。磁気鍼の刺激によって、副交感神経が優位になり、末梢の血流まで良好になります。治療後の患者さんの反応もよく、現在の私の治療では磁気鍼での刺激が主になっています。

　磁気刺激の効果をみるために、治療前後の皮膚体温の変化を調べましたが、治療終了５分後には体温の５度以上の上昇が認められました。全身の治療ではなく、井穴のみの刺激でも腕全体の体温が上昇していることから、局部的な効果ではなく、全身に血流促進作用が及ぶことが確認できます。

　また、磁気鍼は出血がないので、一人で簡便に治療をすすめることができます。注射針を使っていたころは、わずかとはいえ出血がありますから、出血をガーゼで押さえたり、拭き取ったりする助手や時間が必要でした。それが不要になったことでスムーズに治療をすすめることができます

　治療中は医療用手袋を常につけていますから、注射針のときも感染症の心配はありませんでした。しかし、磁気鍼にして出血がまったくなくなったことから、感染症のリスクもほとんどなくなり、より安全に治療をすすめることができます。

　また、患者さん自身がつむじや井穴への刺激を実践するときに、患者さんが安心して治療することができるのも磁気鍼の大きな利点です。

磁気鍼を使用するときには、人によってやりやすい持ち方があるでしょうが、私は主に鉛筆を握るようにして持ち、治療にあたっています。

　磁気鍼には尖った細い側と平坦なやや太い側があります。平坦な方が尖った方より強い磁力をもった磁石が埋め込まれています。

　細い方の磁石は井穴のような小さな点を狙って刺激するのに便利です。太い方は指先以外の体の部位に使います。細い方の磁石を使うと患者さんが予想外の痛み感じることが多いので、これを避けるために、また、患者さんの気の流れや血液の流れをより幅広く通しやすくするために、磁気鍼を使用するときには、太い方の磁石を使うようにしてください。指で押してコリやは

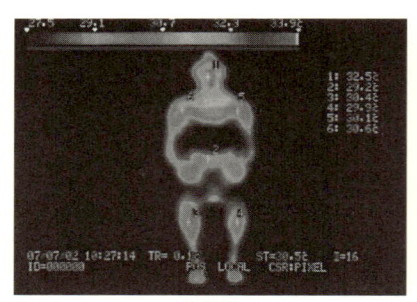

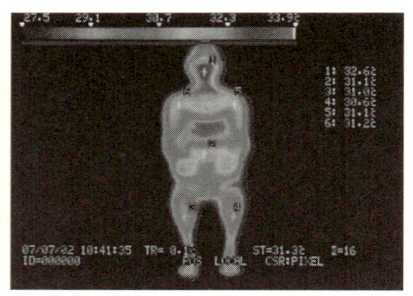

治療前　　　　　　　　　　　　手足井穴＋つむじ押し（治療後）

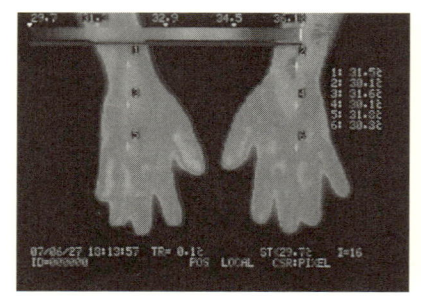

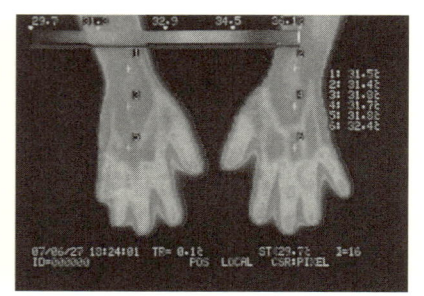

治療前　　　　　　　　　　　　手足井穴のみ（治療後）

図2-2　磁気針の効果（サーモグラフィ）　　出典：ソーケンメディカル

りなどの感触がある治療点に磁石を押しつけ、手首全体を回すような感じで刺激するとよいでしょう。

つむじ療法の治療のポイントと治療の流れ
(1) つむじを起点として気を通す
　つむじは気を通すポイントであり、ここを起点として後頭部や首に向かって放射状に伸びているラインを刺激することで、頭部のうっ血、気の詰まりを解消し、全身の血流を促します。実際、つむじと首や後頭部に伸びる周辺のラインを治療すると、"詰まった"箇所の通りがよくなるのがわかります。血液がたまりやすい箇所（図2-3の斜線部）が頭部からこめかみ、顔面、首に集まっています。これらを入念に刺激してください。
　つむじは必ず2カ所あります。少しへこんでいて、強く押して痛いと感じる部分がつむじで、治療の起点になります。病気の状態によっては、症状が出ている側のつむじが本命になります。体の左側に症状がある場合は、左のつむじから始まるラインがとくに治療を必要とするラインになります。

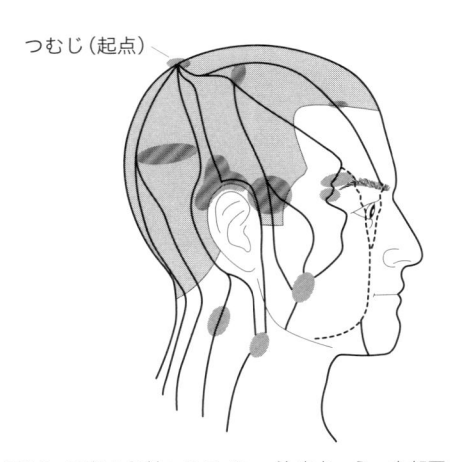

図2-3　頭部から首へのライン・治療点・うっ血部図

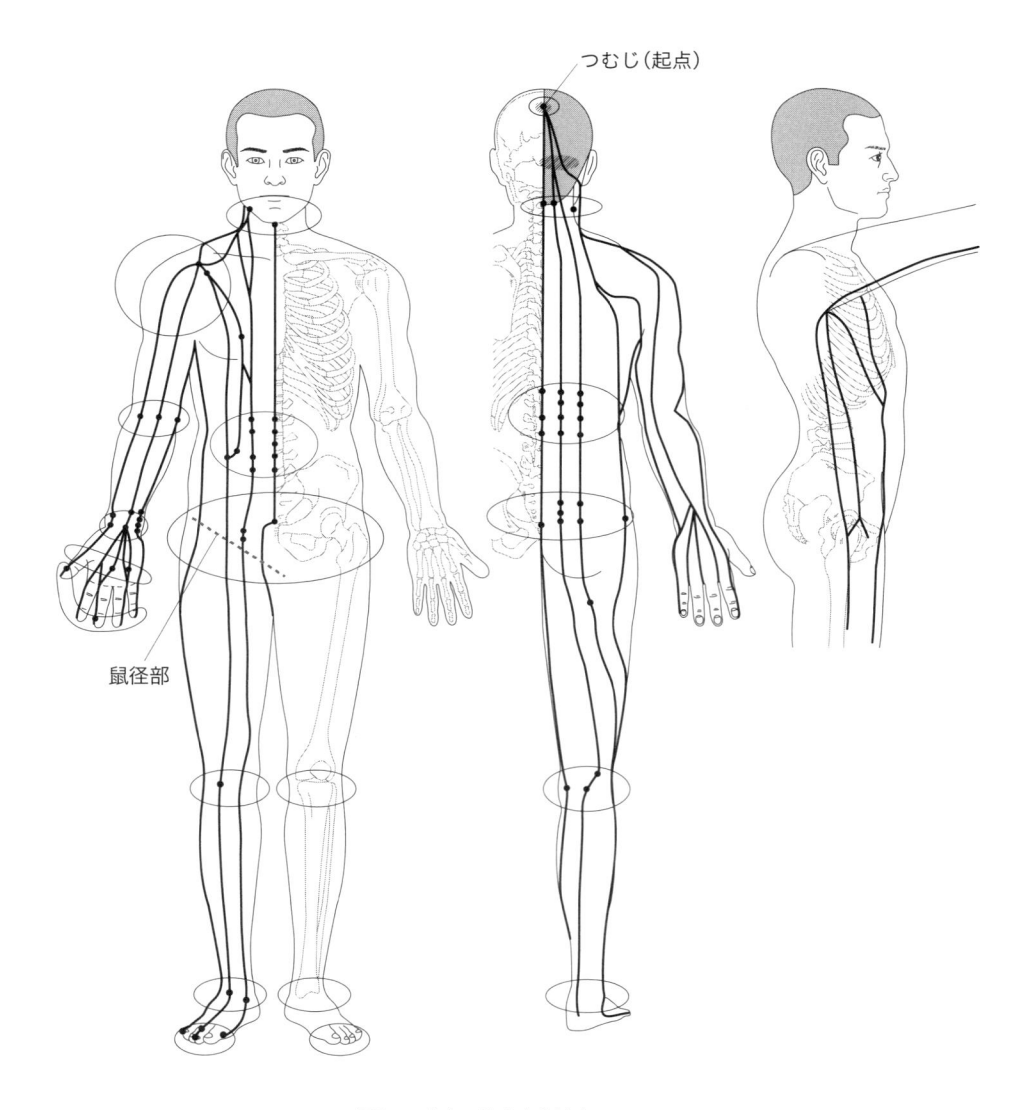

図2-4 全身の治療点と治療ライン

《治療の順序》
① まず、起点になるつむじを刺激し、気を通し始めます。
② つむじから左右の耳、首に至るまでに、耳をはさんで２本のラインがあります。一方は耳の前側を通るライン、もう一方は耳の後ろの出っ張り（乳様突起）から首に至るラインです。つむじから耳を通って首に向かって刺激します。耳前側のラインは耳鳴り、後ろ側は難聴に著しい効果を示します。
③ つむじから顔面に向かって伸びているラインを刺激します。正中線をはさんで左右それぞれ３本あり、頭部で枝分かれしています。つむじから額、顔面を通って首、胸に向かって刺激します。
④ つむじから後頭部に伸びているラインは、正中線をはさんで枝分かれしながら２本ずつ、計５本あります。ここをつむじから背中、背中から腰を通って、大腿部の後ろ側、大腿部の外側に向かって刺激します。

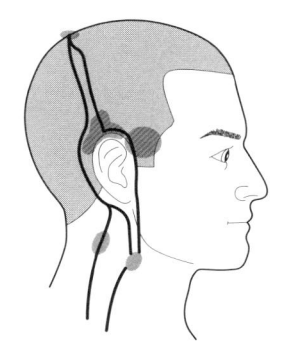

図2-5　耳をはさんだ2本のライン

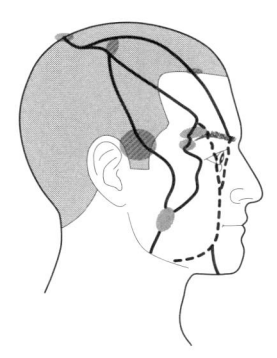

図2-6
正中線をはさんだ3本のライン

　本書付属ＤＶＤでは、患者さんの症状（左目の視力の欠損）に合わせて、まず２カ所のつむじを刺激して気を通しはじめ、体の左側から先に治療をすすめています。気をつむじから足裏にまで落とすために次の順序で刺激を与えています。

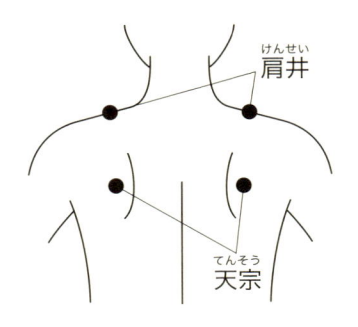

図2-8　肩井と天宗

Ⅰ　つむじから首、肩、背中、腰、鼠径部、大腿部、足の外側を三里を経てくるぶし、足の裏、足の井穴に至るライン
Ⅱ　首から胸、腹、丹田を経て恥骨まで。胸から腹へは肩井から天宗へと伸びるライン

(2)　指先から腕への治療

　体の末梢である手足の指先部分には、神経線維が高密度に集中しています。とくに爪の生えぎわの角の部分にある井穴は非常に感受性の高いポイントで、ここ

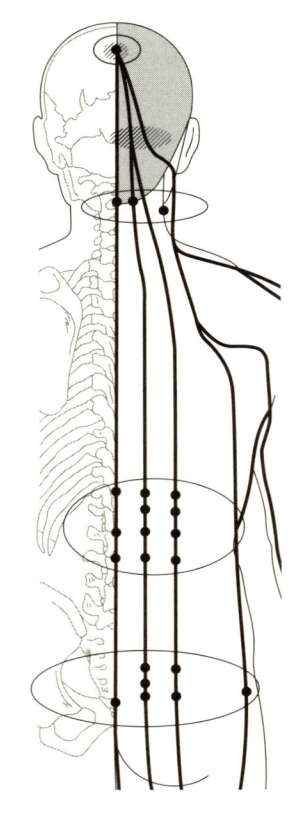

図2-7　つむじから背中、腰への治療ライン

を刺激すると神経線維から自律神経に刺激が効果的に伝わり、副交感神経が優位になることで、顆粒球を減らしリンパ球を増やして、白血球のバランスを整えます。また、末梢部分は冷えなどからの血行異常が真っ先に起こる部分であり、ここに刺激を加えることで血行も格段に改善されます。

　指先から肩には、手の甲側に手首から肩へと3本の、手の平側にも同様に手首から肩へ伸びるラインが3本、合計6本のラインがあります。

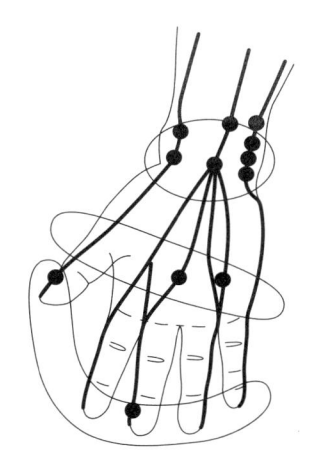

第2章　自律神経免疫療法の具体的な治療方法

図2-9　手首から指先までの治療ライン

《刺激する順序》
①　右手指の井穴から手の甲、手首、腕、肩を通って首まで治療します。
②　右手指の先から手の平、手首、腕、肩を通って首まで治療します。

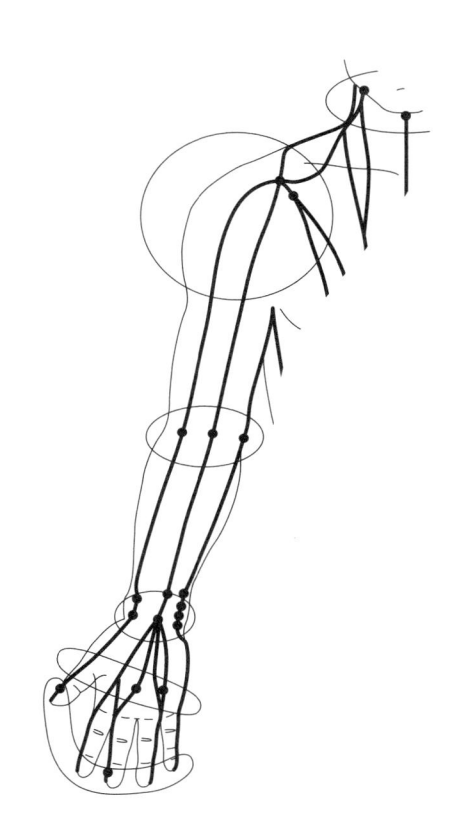

図2-10　首から指先までの治療ライン

③　脇の下からわき腹に向かって伸びている2本のラインを治療します。
右側が終わったら、左側も同様に左手指の井穴から肩に向かって治療します。

(3)　首から腹部、足の付け根（鼠径部）への治療
体の前側は正中線をはさんで、左右に4本のライン（ア～エ）が枝分かれ

49

しながら走っています。

ア 体の右外側を通るラインで、脇の下からわき腹、腰、大腿部を通って足の小指に至ります。

イ 肩から枝分かれしながら、胸（乳頭部中央）、腹、鼠径部、大腿部、膝を通って足の中指に至ります。

ウ 首から鎖骨を通り、胸、腹、鼠径部、大腿部の内側、すねの内側を通って足の親指に至ります。

エ 首から鎖骨を通り、**ウ**のラインと合流します。正中線は首から胸、腹、恥骨までのラインです。

鎖骨から乳頭、鼠径部を通るラインは、気を通す急所であり、免疫を高めるとともに、男女を問わず精力、活力を高める働きがあります。

《治療の順序》

ア〜**エ**、正中線の順に、首から下肢に向かって刺激します。次に左半身のラインを、正中線寄りから順次刺激していきます。

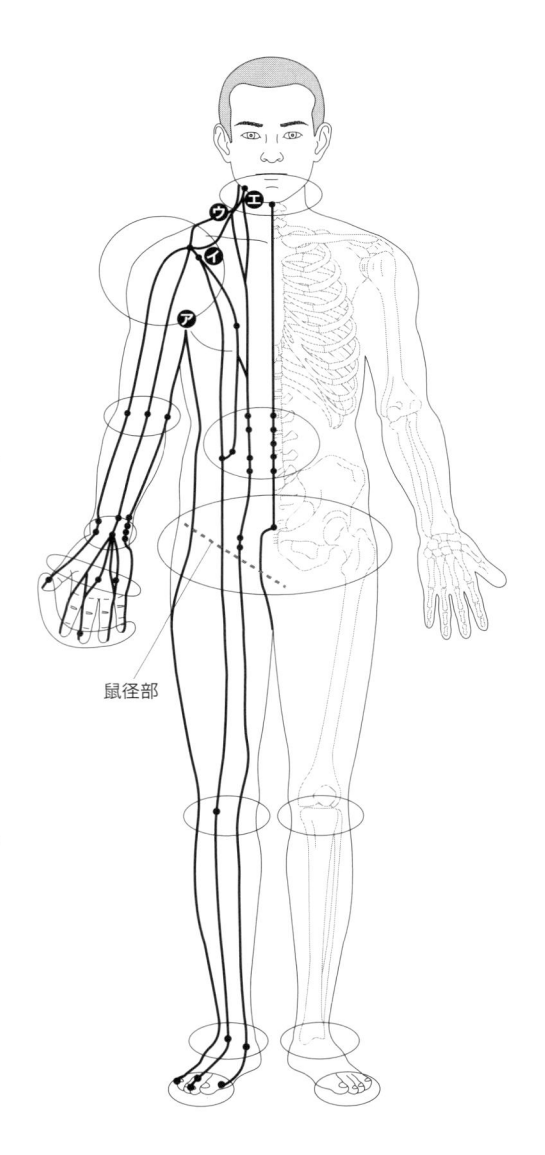

図2-11　全身の治療点と治療ライン

⑷ **腰から足の治療**

　腰からかかとには3本のラインがあります。腰、大腿部の裏、膝裏を通ってかかとに向かって刺激します。右側からはじめた場合、左側も同様に刺激します。

⑸ **膝から足への治療**

　全身に気を通し、血流を促す仕上げの治療です。足底はつむじから気を通すゴールだと捉えてください。大腿部から膝、すね、足の甲を通って足指の井穴までを刺激します。患者さんに座ってもらうと、治療がやりやすいでしょう。

《治療の順序》

① 大腿部の外側から膝の横、外くるぶしを通って足の小指に至るラインを、大腿部外側、膝外側、くるぶしを通って、足の小指の井穴、薬指の井穴まで刺激します。

② 大腿部の前側から膝、足の甲を通って中指に至るラインを、大腿部、膝、足の甲、足の中指、足の中指、人指し指、親指の井穴まで刺激します。

③ 膝の内側からくるぶし、足底に至る3本のラインを刺激します。

　膝の内側、すねの内側、内くるぶし、土踏まずを通って親指に向かって刺激します。

　以上の①～③を右足からはじめて左足も同様に行います。

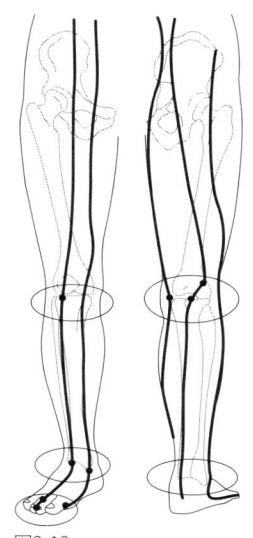

図2-12
腰から足の治療ライン

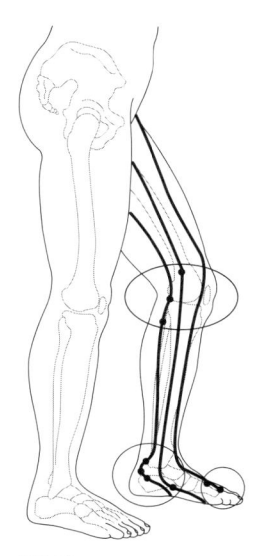

図2-13
膝から足への治療ライン

治療後の患者さんに生じる変化

　本書付属DVDで見ていただけるように、私は治療中に「体が温かくなりましたか」、「体がぽかぽかしてきましたか」と、患者さんにくり返したずねています。これは治療の効果を確認するために行っているのです。

　「気が通る」と私は言っていますが、自律神経への治療が奏功すると、血流が促進され、体中から汗が噴き出します。患者さんによっては、胸や背中から汗が流れるほどに出て、一様に患者さんが口にすることは、「お風呂に入ったあとのように体が温かい」という言葉です。そこで治療以前のような「頭熱足寒」の状態から、お風呂に入って温まったような「頭寒足熱」の状態に変わったかをたずねているのです。

　刺激が的確に治療効果を出しているのかを確認するために、このように患者さんに話しかけ、まだ気が通らず血液が滞留している場所や治療点をさぐり、必要な治療をすすめてください。

　一度や二度の治療では、患者さんからのこのような反応が出ない場合があります。反応が出ない、つまり体が温まらないのはそれだけ気の詰まりがひどく、くり返し治療を続ける必要があることを意味しています。

　要は、患者さんの体の中にたまっている悪いものを出してあげることです。また、気を通し、自律神経の乱れが正されれば、症状の緩和、回復、治癒へとつながります。患者さんの表情には、端的に治療効果が現れます。治療後には顔貌、顔色、表情がよい方向へと変わっていくのがわかります。

治療の間隔

　自律神経免疫療法の治療の間隔を考える上で、主要な問題となるのがリバウンド（瞑眩反応）です。

　私が患者さんを井穴・頭部刺絡療法や初期の自律免疫療法で治療していたころは、週2回の治療を行っていたこともありました。しかし、その後、よ

り効果のある治療を模索し、臨床経験を積むにしたがって、治療は週1回になっていきました。また、患者さんの回復の程度によって、2週に1回、3週に1回というふうに間隔をあけています。

　週2回から1回へと、間隔をあけるようになったのは、つむじ療法を始めるようになってからです。つむじ療法はそれまでの井穴を起点とした療法より治療効果に切れ味があります。気を通す作用、自律神経を刺激する作用が強く、治療後、患者さんの体内のバランスが大きく変化します。治療としては奏効があるわけですが、それだけ強いリバウンドが起こります。したがって、患者さんの体の負担を考え、治療間隔をある程度あけることが必要なのです。

　実際、私の臨床経験では定期的に週1回と決めた治療を続けるよりは間隔をあけ、治療後に体が自律神経のバランスを回復させる時間をとるようにしたほうが治療の効果があがることがわかってきました。現在は、患者さんのリバウンドの状態、白血球像のデータ、それに病気の発症パターンが副交感神経優位（リンパ球が多い）か、交感神経緊張（顆粒球が多い）かによって治療間隔を変えています。

(1)　副交感神経優位の病気の治療間隔

　子どものアトピー性皮膚炎、気管支喘息、通年性鼻アレルギー、花粉症などのアレルギー疾患、うつ病（交感神経優位タイプのうつ病は(2)を参照）などのリンパ球が過剰なタイプの患者さんは、週に1回の治療を10回程度終えた段階で、患者さんの状態を診ながら2〜3週に1度に変えていきます。

　リンパ球数の低下など、血液状態の動きが悪いようなら、週1回の治療を継続してかまいません。このタイプの患者さんの体力には余力があり、リバウンドで消耗しきってしまう心配はありません。

(2)　交感神経緊張の病気の治療間隔

受診する患者さん、あるいは発症している病気は、多くがこの交感神経緊張によるタイプになるでしょう。このタイプの患者さんには、週1回の治療を5～6回終えた段階で、2週に1度の治療に変え、経過を観察します。過剰な顆粒球を減らし、リンパ球を増やすことで白血球のバランスを整えることが治療の眼目ですが、リバウンドには十分注意してください。

　つむじ療法は気を通す力が強いため、リバウンドに対抗できるだけの体力がない場合、治療間隔を十分にあけないとリバウンドに負けてしまう場合があるのです。とくに末期ガンの患者さん、衰弱している患者さん、体力が落ちている患者さんの場合には気をつけてください。

　一気に顆粒球の数を落とすのではなく、治療ごとの白血球データをチェックしながら、体に負担がかかりすぎないように"ゆっくりゆっくり落とす"ことを意識して治療間隔をあけてください。

(3) 患者さんへの説明～治療間隔の意味

　治療間隔をあけることを伝えると、不安をうったえる患者さんや治療の回数を増やしたがる患者さんが出てくることがあります。その場合、患者さんには、以下の説明をしてください。

① 治療効果としてのリバウンド

　治療により症状が一時的に悪化するリバウンドは、患者さんを不安にさせたり、治療に対する疑問をもたせたりします。治療によって、長年にわたって体内に蓄積した「悪いもの（アトピー性皮膚炎の場合のステロイド剤）」が排出され、体が正常な状態に戻るためにさまざまな反応を起こしていること、および症状が悪化したのではなく、回復へと向かうための過程であり、治療が効果を上げていることを説明します。

　また、リバウンドから回復せずに治療を続けると、より強いリバウンドを引き起こし、体への負担が大きくなるため、リバウンドの影響を最低限に押さえ、効果的な治療を行うために、むしろ治療間隔をあけることが適切であ

ることを説明します。
② 自然治癒力を引き出すための時間
　また、治療間隔をあけてできた時間は患者さん自身にとって大切な時間であること説明してください。ただ治療がないという時間ではなく、病気へと傾いてしまった体の状態をしっかりと養生することで元に戻している時間なのです。たとえ治療によって元気を取り戻しつつあっても、以前と同じような生活態度では病気へと後戻りするおそれがあり、健康な生活習慣をつける大切な時間です。こうした治療家だけが主体になっているのではなく、患者さんも積極的に病気を治す働きかけを自分ではじめるよう、理解を求めてください。

自分で治すという考え方

　私が自律神経免疫療法の治療を続けていくなかで、患者さんから学んだことがあります。何を学んだのかといえば、比較的軽い病気でも難治性の重い病気でも、私の治療で劇的に回復した患者さんには共通する要素がある、ということです。それは、患者さん自身が、「病気を治すぞ」「自分で病気を治したい」という強い意志をもっていたということなのです。
　こういう患者さんは実際、治療家の治療をただ受けているだけではなく、免疫力を上げるために食生活を改善したり、ストレスへの対処法を試みたりと、自助努力を惜しみませんでした。患者さん自身に「治すんだ。治るんだ」という強い気持ちがあれば、病気はおのずと回復・治癒へと向います。何よりも病気に対抗する強い気持ちが大切なのです。
　くり返しになりますが、病気を治しているのは患者さん自身の免疫力です。私は治療をしていますが、それは患者さんの自律神経や白血球のバランスを

整え、免疫力を高めるサポートをしているに過ぎません。治療家の手助けと、患者さん自身の病気を克服するための養生が両輪となって、はじめて病気を克服することができます。そのために励行していただきたい事柄を、私は常日頃から患者さんに指導してきました。それが次に掲げる「三つの教え」です。

表2-6 三つの教え

1	バランスの取れた食事をすること
2	運動をして汗を流し、心身のわだかまりや悪い物を体外に排出させること
3	病は自分で治すのだという気力を持ち続けること

「三つの教え」の1にある食事については、「第4章 済陽式食事療法の実際（114ページ）」を参照してください。ここでは運動について説明しましょう。

運動で毒出しをする

　自律神経が乱れると、体のどこかに必ず血流障害が起こります。皆さんの体が、アトピー性皮膚炎などのアレルギー性疾患やガンなどの強いストレスを受け続け、交感神経緊張が続いている場合は、長期間にわたって血管が収縮することで血行が低下し、虚血状態になる部位が出てきます。逆に副交感神経優位の状態が長く続くと、体のどこかにうっ血がみられます。

　そこで、血行障害を改善するために患者さんに勧めたいのが、少し汗が流れる程度の適度な運動です。運動で体を動かし続けると、血流が改善され、血流障害によって体内に残留していた老廃物や薬剤、化学物質などの毒物を排出することができます。

　少し速足の散歩や無理のないストレッチなど、体力に合わせた軽い運動で十分です。1日だけの思いつきでやってみるのではなく、習慣化して続けれ

ば、筋肉を動かすことで体が温められ、体温が上がるようになればリンパ球が活性化し、免疫力を引き上げる効果も期待できます。全身の気の通りも良くなります。また、こうした適度な運動は精神的なストレスを解消するのに効果的で、心身の両面に有用な効果が得られます。

乾布摩擦・半身浴の効用

　運動以外の患者さんが自分で手軽に実践できる養生法・療法を紹介します。患者さんに効果を説明し、積極的に取り入れてもらえるよう働きかけてください。

(1) 　乾布摩擦

　乾布摩擦も血行不良の改善のために習慣にしていただきたい養生です。鍼でツボをつくようにポイントを抑えるのではなく、広い範囲を簡単に刺激することができます。毎日、30分くらいタオルなどで全身をゴシゴシとこすります。子どもにもできる素朴な方法ですが、続けることで血流の促進や、副交感神経を活性化させ自律神経のバランスを是正する効果が出てきます。

(2) 　入浴・半身浴

　入浴には、さまざまな効果があります。温浴効果で手足の指先など、末梢部分まで温めることができますし、副交感神経を優位にすることから、全身の血流を促進することができます。また、入浴は体の毒出しにもなります。体を温めて、汗とともに毒を流せます。

　私は患者さんには、体を芯から温める半身浴を勧めています。半身浴は、「頭熱足寒」ではなくて「頭寒足熱」の状態に体をおくことです。38～39℃のぬるめの湯に胸の下までつかります。寒い冬場には、肩に乾いたタオルをかけ、体が不用意に冷えないように注意します。30分から1時間程度浸かっていると、全身が温まり、風呂から上がったあともぽかぽかとした温かさが

続きます。半身浴中は想像以上の汗をかいていますから、脱水予防のためにこまめに水分補給をとることが大切です。

(3)　深呼吸

　ゆっくりと深い息をすることで、副交感神経を優位にすることができます。横隔膜をゆっくり動かし、肺にたっぷりと空気を送り込む腹式呼吸を行うようにします。

(4)　爪もみ療法

　爪もみ療法は、自分でリンパ球を増やして、自律神経のバランスを是正することができる療法です。

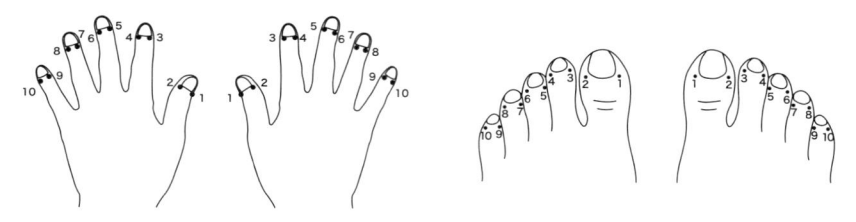

図2-14　手足の井穴の場所

《刺激する場所》

　両手の爪の生えぎわを刺激します。両手の親指（1・2）、人差し指（3・4）、中指（5・6）、薬指（7・8）、小指（9・10）。

《やり方》

　爪の生えぎわの角を、反対側の手の親指と人差し指で両側からつまみ、「少し痛いな」と感じるくらいの強さで10秒ほど押しもみします。右手が終わったら、同様に左手を刺激します。1日に2〜3回を目安に毎日続けてください。

手の爪の生えぎわは上半身、足の爪の生えぎわは下半身の症状改善にとくに効果があります。手の爪もみだけで症状が改善する例が多いのですが、全身の血流を促す意味で入浴時などを利用して、足の爪もみを行います。爪もみは、入浴の時に限らず、通勤電車の中や、運転中であっても信号待ちのとき、自宅リビングで寛いでいるとき、読書をしているときなど、いつでもどこでもすることができます。
　人によっては爪もみを行った後、一時的に症状が悪くなる場合があります。これは病気が良くなる過程で生じるリバウンドですから、心配せずに続けてください。
　なお、薬指は他の指と違い、交感神経を刺激するので、注意してください。単独で刺激すると免疫力を低下させるおそれがあるため、必ず他の４本の指とともに刺激するようにします。

⑸　つむじ押し

　つむじ押しは、つむじ療法（30ページ）の家庭版です。

《つむじの探し方》
　つむじ押しは、つむじと、つむじを起点に放射状に走る６本の線を、指で押して刺激するものです。自分の目でつむじを見ることはできませんが、指で探すと場所は簡単にわかります。髪の毛のない人も、見つけられるので心配はいりません。
　頭皮を頭頂部から前後、左右に、指でさぐっていきましょう。直径１cm弱の大きなくぼみに行き当たったら、そこがつむじです。人によっては、つむじがらしきくぼみが２個、３個と見つかる場合もあります。その場合、触って一番大きいと感じるくぼみ、またはギューッと押さえて最も痛みの強いくぼみを、つむじと考えてください。

《やり方》
①　つむじを押す

つむじ（頭の大きくくぼんだ部分）に両手の人差し指、中指の腹を当て、気もちよいと感じる強さで20回押します。

② つむじから放射状に広がる6本のラインを押す

図に示した6本のライン上を人差し指と中指でギューッと押しながら、つむじから顔面、頸部へと下がっていきます。

刺激する6本のラインには、それぞれA1、A2、B1、B2、C1、C2の記号を付けています。刺激は片手で行えるので、Aライン、Bライン、Cラインの1と2を、両手で同時に刺激するとよいでしょう。各ラインのとり方と終着点は以下のとおりです。下の図を参考にして、つむじ押しを実践してみてください。

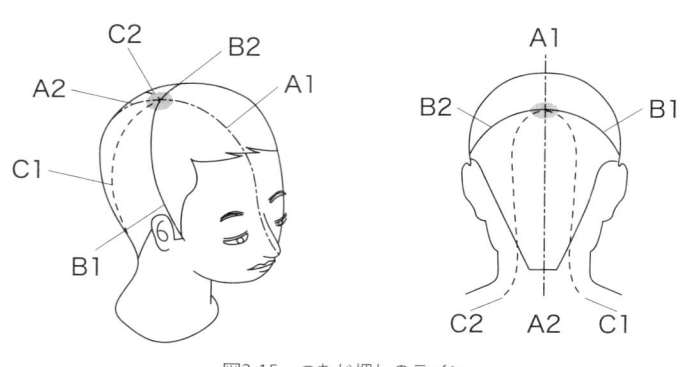

図2-15　つむじ押しのライン

＜Aライン＞

つむじから体の正中線（中心）上を前方に下るラインがA1、後ろに下るラインがA2です。

A1はつむじから額の生えぎわの中心、眉間、鼻すじ、くちびるの中心部を通って、顎のつけ根まで、その反対につむじから後頭部に下り、首を前傾したときに出てくるグリグリとした骨をA2の終点とします。

＜Bライン＞
　つむじから顔面の右方向に下がり、右こめかみを通って顎関節のつけ根に至るラインがＢ１、同じく左方向に下がって、左こめかみから顎関節のつけ根につながるラインをＢ２とします。
＜Ｃライン＞
　左右の耳の後ろのコリコリとした骨と、後頭部の中心線の間には、直径２〜３cmの大きなくぼみがあります。つむじからこの後頭部の右くぼみの中心を通り、そのまま首のつけ根に至るラインがＣ１、つむじから後頭部の左くぼみの中心を通って、首のつけ根に至るラインがＣ２となります。

　以上、Ａ〜Ｃライン上を、つむじから下方に向かい、少しずつ指をずらしながら２セットずつ刺激します。途中でとくに痛みを強く感じた箇所があった場合には、そこを５回ほど集中して押してください。痛みを感じる箇所は、血液が滞留しているところなので念入りにほぐすようにします。
　眼精疲労が辛い、目の働きを良くしたいという方は、つむじと左右のまゆ上にあるくぼみを結ぶラインを、難聴があったり、耳の働きをもっと良くしたい方は、つむじから左右の耳のコリコリとした骨の外縁に沿ったラインを押しもみするとより効果的です。
　つむじ押しを行うと、頭部から下がってきた血液が首や肩で停滞し、痛みやこりが出てくることがあります。その場合は、首や肩を回したり、乾布摩擦を行ったりして、血液を流すように心がけてください。
　以上に紹介したとおりにやるのが難しいという方は、つむじを起点に顔全体を指でマッサージしたり、頭の乾布摩擦を行ったりするのでもかまいません。多少やり方が違っても、"頭から下へ気を通す"つもりで行えば効果は変わりません。

症例1：精巣腫瘍の転移した胸壁腫瘍が消失

症例1　胸壁腫瘍　53歳　男性　会社員　(参照・体験談「須藤武夫」)
初診　平成14年
経過　平成13年、微熱が続いて受診した近くの医院でエコー検査を受け、泌尿器科での精密検査を勧められた。泌尿器科でガンの疑いを指摘され、その後、がんセンターで精巣腫瘍との診断を受け、手術・放射線の治療のために3カ月間、入院した。退院後の検査で、担当の医師から「転移はない」と告げられた。

　しかし、退院して1年後の平成14年に胸部に違和感を覚え、受診したところ、精巣ガンが胸壁へ転移（胸壁腫瘍）し、転移は肋骨にも及んでおり、医師から全ての肋骨を切除する手術を勧められたが、本人の希望で化学療法（服薬）と放射線療法を選択。治療の副作用で骨髄の機能が抑制され、リンパ球数は1000以下（通常は2200～3000／㎟）まで減少した。

　3カ月後に寛解・退院し、その後1年間は、2カ月に1度の検査で経過観察を続けた（検査は1年後からは半年に1回、3年目からは1年に1回）。退院後もリンパ球数は1000前後で、本人も感染症に不安を抱きながらの自宅療養を申し渡された。

治療の概要　本人の友人がアトピー性皮膚炎で、その友人を私が治療していた関係から、友人の紹介により、平成14年に初めて来院。病歴を聞いた私は、「1000を下回るようなリンパ球数では、たとえ今のガンが消えても、再発の可能性が高い」と、正直な感想を述べた。

　さらに、免疫のしくみを説明し、あわせて、再発予防のためにと処方されていた薬の服用は、すぐに中止させた。

　来院時のリンパ球数は1000もなかった。病院で化学療法を受け、「白血

球が 2000 以上に戻れば大丈夫だ」と言われていた（この患者も、平成 15 年 1 月の白血球数は 3000 となった）。

　しかし、白血球の分画（バランス）を考えずに白血球の総数だけを見ても、あまり意味はない。ガンを克服するに足りる白血球数の目安は、その総数で 4000 〜 5000 以上、リンパ球数は 1600 〜 1800 以上である必要がある。これらの数値に持っていかないと、ガンの再発・転移が起こりうる。望ましいリンパ球数の数値は 1800 〜 2300 である。

　この患者のガンの胸壁への転移は、間違いなくリンパ球数の不足が原因だったと考えられる。精巣ガンの治療によって免疫力が低下し、リンパ球の産生が抑えられている間に胸壁への転移が生じた。

　通院を始めた当初、この患者から、友人のアトピー性皮膚炎の治療と、自分の胸壁腫瘍の治療はどのように違うのかと尋ねられたが、そのような場合、私は、「どんな病気も治療は同じです」と答えている。

　つむじ治療による自律神経免疫療法の要諦は、つむじから全身の気を通し、リンパ球と顆粒球のバランスを整えることにある。そもそもつむじ治療は、患者本人の自己治癒力を引き出すお手伝いをするという過程を 100 とすれば治療家の仕事は 5 ％程度にすぎないのであって、残りの 95 ％は患者自身の力で治るのである。アトピーが治るならガンも治る。実に単純で、分かりやすい治療が自律神経免疫療法にほかならない。

　治療の基本は、どんな病気でも同じである。これは、つむじから、首、肩、腰、足という経路をたどって気が足まで通れば、全身に気が通り、満足となる治療法なのである。変わるところは、患者によって、また同じ患者であっても日によって違う気の流れ（滞り）とつむじの状態を、体を触り、対話をして的確にとらえることに尽きる。

　この患者の場合、1 度目の治療では、痛さしか印象に残らなかった様子であるが、2 度目の治療からは、体が温まって施術後の爽快感を表現するようになった。治療の初期段階では爪とつむじを中心に刺絡していたが、途中か

ら、背中に強いこりがあることが分かって、この部分も意識した治療を行った。何年か通院するうちに全身の状態もよくなり、治療効果が上がっていることを確信することができた。

リンパ球の数は、治療を始めてほぼ2年後の平成16年12月に1000を切り、その後も減ったり増えたりしている。しかし、短期的なリンパ球の減少に一喜一憂する必要はない。体が毒を出そうとしているとき、症状が一時的に悪化し、リンパ球が激減することもあるが、それは体が治ろうとしている過程で現れる瞑眩反応にほかならない。傾向としてリンパ球が増えていくことが大切なのであって、この患者の場合、平成17年11月に1400を数えた頃から、リンパ球の微増傾向が見え始めた。

通院5年目の平成19年、がんセンターで胸壁腫瘍の完治を告げられ、がんセンターでの定期検査は終了した。しかし、リンパ球の数から見ると、まだ十分に安定していなかったため、当院への通院は続けさせた。最近のリンパ球数は、治療開始時に比べて1.5倍ぐらいに増えている。リンパ球数が1600〜1800を超えるようになれば、再発の危険は少なくなってくる。

そもそも、生殖器のガン（男性の場合は精巣ガンや前立腺ガン、女性の場合は卵巣ガンや子宮ガン）は、実は治りやすい病気なのではないかと私は考えている。泌尿器や生殖器は、体の毒を出すところだから、毒を出してしまえば治る。逆に、生殖器の近くには生命力の源である丹田（へそ下にある重要なツボ）があるが、ここを現代医学の標準治療で痛めつけてしまうと、病気は治りにくくなるのである。

表2-7　須藤武夫さん（53歳・男性）胸壁腫瘍　白血球データ　H15.1〜

検査日	白血球数	顆粒球（%）	好酸球（%）	リンパ球（%）	リンパ球数
H15.1.18	3400	72.1	3.7	27.8	945
H15.11.26	7200	82.7	0.3	17.2	1238
H16.2.5	3900	71.8	3.1	27.4	1069
H16.12.8	3900	74.1	6.6	25.1	979
H17.2.23	4800	77.2	3.6	22	1056
H17.11.2	4700	68.8	3.8	30.1	1415

H18.3.8	3700	65.7	3.8	33.2	1228
H18.12.21	4400	71.6	4.1	27	1188
H19.3.29	4400	69.7	4.1	29.2	1285
H20.2.27	4500	66	2.2	32.7	1472
H20.6.25	4400	68.1	0.9	31.2	1373
H21.7.29	4300	66.8	2.8	31.8	1367
H22.1.27	5700	71.6	1.8	27.7	1579
H22.11.24	4500	73.1	2.4	26	1170
H23.6.29	5000	70.5	3.2	28.9	1445

症例2：乳房切除術を行わずに乳ガンと共存

症例2　乳ガン　48歳　女性　会社員　（参照・体験談「小原慶子」）
初診　平成19年10月
経過　平成18年4月に、勤務先の健診で異常が見つかり、がんセンターで精密検査を受けて乳ガンの疑いを指摘された。同年12月に再検査を受け、翌年1月に検査結果を聞きに行った際、担当医から、腫瘍の石灰化が進み、乳房の全摘手術が必要であると告げられた。

　7月に予定された手術を控えて、積極的にガンを克服するための勉強と実践に取り組んだ結果、標準治療（手術・化学療法・放射線療法）に疑問を抱くようになって手術を延期してもらい、最終的には手術を受けないという決意のうえ、当院に来院。

治療の概要　私の著書と勤務先の社長の話から、自律神経免疫療法に関心を持ち、平成19年10月に来院。経過を聞いた私は、まず「大丈夫。治る」と説明した。

　それはなぜかといえば、私が患者に向き合うときは、患者の顔色、声の調子、心のありようといった状態をまず見る。そこが、いわば患者を見ずにデータを見て行う大病院のデータ診断とは一線を画するところなのであって、患部だけを見てガンのステージなどを判定した結果を聞いて、手当を行わない現

代医療では、患者の治癒については、ほとんど意味はない。

　そもそも医療というものは、患者の全体像を見て、聞いて、判断するものなのであって、その結果「治る」と断言できることもあるし、「このままではいけないぞ」と警告が必要になることもある。

　この患者は当初、気鬱ぎみで元気がなかったが、もともと賢い女性であったこともあり、「病気は自分が治す」ということを、よく理解していた。

　患者の血液検査の数字を見ると、リンパ球数の割合が45％を超えていた。健康な白血球分画ではリンパ球の割合は35〜41％だから、リンパ球の割合が多い副交感神経優位の状態だといえる。ガンの多くは交感神経緊張タイプの方に生じるが、乳ガンは副交感神経優位のタイプの方によく生じる。

　最初に来院したとき、この患者は太りぎみで、その原因は運動不足と甘いもの好きにあった。リンパ球と顆粒球のバランスをよくするため、甘いものを控えるよう指示した。甘いものを摂取すると血糖値が上がり副交感神経が優位になる。また、肥満がいけないもう1つの理由は、運動不足で太ると気の通りが悪くなることにある。賢い彼女は、私の指導を受け入れ、苦心しながらも、徐々に食事の間違いを改めていった。

　この患者は頭部のうっ血が顕著だったため、磁気鍼を用いて、つむじから首、肩、胸、背中、足へと気の流れを探り、刺激して、気を通した。また、乳ガンの場合、体の前面に血流障害が起こりやすく、乳房のしこりのほかにも異常なラインが見られることが多々ある。そうした異常は、患者の状態を実際に見て、触れてみないとわからない。およそ30分の治療で、その異常を具体的に見定め、気の詰まっているところを解消して流れをよくすることにした。

　以前の私は、乳ガンの本質がつかめなかったが、患者の体と対話しながら、徐々に学んできた。現在つかんでいる結論としては、乳ガン治療では、肩のこりを取ることがカギになる。肩こりの場所は人によってさまざまであるが、しこりがあっても、肩のこりを取って気を通すと、乳房が柔らかくなる。

その後のこの患者の血液検査の数値は、平成22年2月にいったんリンパ球が増加して、白血球のバランスが悪化している。実は私は、この少し前から患者の体にたまった「悪いものを出す」コツに気づき、治療方法が新たな方向に向かっていった。
　つまり、この白血球のバランスが悪くなる数値は一時的なもので、悪いものが出ていくプロセスでの瞑眩反応を示している。余談ではあるが、最近のつむじ治療では、治療時間が短縮し、治療による痛みも軽減され、かつて30分かかっていた治療時間も、15分ほどで済むようになっている。つむじ理論によって、それだけ治療の切れ味がよくなってきたことになる。
　この患者は、つむじ治療を始めて4年になるが、当初は1週間に1回だった通院を、現在は月に2回としている。他院でのマンモグラフィーでは、乳ガンの大きさは変わらず、進行はしていない。検査を受ける病院では手術を勧められるそうであるが、患者は切らずにガンを治そうと考えている。時折は乳房にしこりができるものの、私が治療を行うとしこりは消失する。患者本人の前向きな姿勢こそが、近い将来での完治の鍵になると確信している。
　何度でも強調しておきたいのは、医師ができるのは、患者自身が治る過程に手を貸すことだけだということである。また、治るためには、難病という概念を取り払うことも必要なのであって、ガンだからといって特別な病気だと思い込んではならない。病気になるしくみ、治るしくみは、どんな病気でも同じだからである。この患者も、ガンと診断された当初は「自分は死ぬんだ」と思い込み、強い恐怖を抱いていた。しかし、今ではガンとの共存を積極的に受け止めている。ガンがあっても、悪さをしないようにすればよいのであって、それには、ただ白血球のバランスをよくしていけばよいのである。

表2-8 小原慶子さん（48歳・女性）乳ガン 白血球データ H19.10〜

検査日	白血球数	顆粒球（%）	好酸球（%）	リンパ球（%）	リンパ球数
H19.10.24	6500	57.5	1.2	41.9	2724
H20.9.8	7100	50.4	2.3	49.2	3493
H21.10.29	5200	54.5	2.7	44.9	2335
H22.2.22	6100	44.6	2	54.9	3349
H22.5.14	5300	50.3	3.2	48.9	2592
H22.9.2	6000	59.8	1.7	39.7	2382
H23.7.5	4700	53.9	3	45.3	2129

症例3：余命1年と思われた末期ガンで4年生存

症例3 肝臓ガン　68歳　女性　主婦
初診　平成19年9月
経過　平成19年9月、10cmを超える肝臓ガンがあり、そのままでは手術できるかどうかという状態で来院。それまで通院していた病院では、化学療法で腫瘍を縮小させ、その後手術する方針だったとのこと。しかし、標準的な治療を行えば、手術でガンを切除しても転移し、余命1年以内であろうと説明された。また、患者には軽い糖尿の傾向があった。
治療の概要　この症例は新潟大学病院にかかっていたので、外科の後輩から「治してくれる医者がいる」と紹介されて、来院した。
　平成19年9月の初診時、末期に相当するガンだったものの、リンパ球数は1800以上あり、この数値は、症例には病気と戦う免疫力が十分あることを示す数字といえた。私は、「治るとは言い切れないまでも、治せる可能性は高い。少なくともガンと共存して生きていくことはできる」と判断し、患者にもそう伝えて、月に1回の頻度で通院するように説明した。服用していた抗ガン剤は、免疫力を落とすだけで害しかないので、すぐにやめるように指導した。

その後の経過はおおむね順調で、1年以上経っても普通の生活ができており、体形もふっくらしていた。平成21年3月の血液検査では、リンパ球数が減少（1454、白血球分画で25.5％）するものの、これは病気の治る過程で、リンパ球が増減を繰り返しながら、徐々に増えていくのは普通のことである。むしろ治癒プロセスであると考えて差し支えない。

　実際に、その後、この症例のリンパ球は増えてきている。ガンの形は残っていたが、抗ガン剤の服用をやめて、つむじ治療と生活改善によって、患部の腫瘍組織は、徐々に空洞（水だけ）に近い状態に持っていけていたのではないかと思われる。

　ところが平成23年、突然、カゼを引いたのをきっかけに、以前からの糖尿病も重症化して、ガクンとやせてきた。これはウイルスによるガンの反応であると考え、これまでの月に1度の治療を月に2〜3回に増やすように説明したが、患者が月に1度と勘違いをしたため、急激に悪化していったものと思われる。

　その後、患者は、そのまま病状が悪化して、外出すらできなくなり平成23年9月7日に逝去された。

　たしかに、標準的な治療なら1年生存のところ、4年間生存することができたとは言えるものの、むしろ治療を継続していれば、まだ生存できた可能性が高いことが悔やまれる。

　一般に、肝臓のガンは治しにくいと思われているが、豊富な機能を持つ臓器であるため、私はむしろ治しやすいと考えている。多彩な解毒作用を持っている肝臓は、悪いものを出しやすいのである。

　ちなみに、私自身の体でも肝臓はウイークポイントのひとつであって、最近、胆石で肝機能が下がったときに自分で治療し、5日で治ったという経験がある。便の中に石が出て、「これは何だ？」と驚き、体には自ら治す力があることを実感した。患者に教えていただくのと同様、自分の体から教わることもある。

表2-9 Y.Tさん（68歳・女性）肝臓ガン　白血球データ　H19.9〜

検査日	白血球数	顆粒球 (%)	好酸球 (%)	リンパ球 (%)	リンパ球数
H19.9.20	4600	59.5	0.9	40.3	1854
H20.2.20	5000	62.3	0.6	37.3	1865
H21.1.26	5800	64.8	1	35	2030
H21.3.30	5700	74.1	0.7	25.5	1454
H21.6.29	5800	62.9	1.2	36.6	2123
H21.12.28	5200	56.1	0.6	43.7	2272
H22.8.26	5100	55.2	0.8	44.6	2275

症例4：ステロイド剤を離脱してリウマチの痛みを克服

症例4　関節リウマチ　38歳　女性　会社員　（参照・体験談「磯田裕子」）
初診　平成12年10月
経過　16年前の夏、朝起きたときに両手指のこわばりを自覚。徐々に痛みで指が伸ばせなくなり、全身の倦怠感を覚えて近くの外科を受診。紹介された大学病院（整形外科）で関節リウマチと診断された。リウマチの診断は非常に難しく、この症例のRAテスト（血液検査）での血清リウマトイド因子は陰性だった。

　処方されたステロイド剤（副腎皮質ホルモン製剤）を服用すると、当初は、朝の手指のこわばりが治まり、倦怠感も消失したものの、2カ月後からは、再び毎朝、手指のこわばりと痛み、全身の倦怠感を覚えるようになった。

　その後は、医師に相談するたびに処方薬を変更され、1年後には服薬の効果が見られなくなり、ひどい痛みにはステロイド剤の注射で対処する状態となった。通院を5年続けても病状はいっこうに好転せず、仕事に支障を来たして職場を退職、うつ状態になった。

治療の概要　平成12年10月。この患者は、当時、温泉病院で自律神経免疫療法を行っていた私のもとに、ご両親に連れられてきた。ほかの多くの病

気の患者と同様に、この患者も体が冷えきっていた。リウマチの症状としては、手指の関節が動かず、左ひじが腫れていた。

まずはこれまでの経過を聞き、薬（ステロイド剤）をやめるように説得した。

初回の治療は30分ほどで終えた。当時の私の治療法である注射針や磁気鍼で両手、両足の爪の付け根にある井穴を中心に刺激したところ、わずかな出血はどす黒いもので、末端の気血の巡りの悪さが見てとれた。

「爪もみ」を毎日行うように指示し、「初めは瞑眩反応が現れてつらいだろうが、悪いものを出していけば、だんだんよくなるから」と、2週間に1回の通院を指示した。

この患者は「病気は自分で治すもの」ということを実によく理解しており、治療によって体が温まり、ふさいでいた気分が前向きになることを実感すると、積極的に治療を受け始めることになった。それは、慢性疾患を治すためには、とても大切な姿勢であることはいうまでもない。リウマチにはつらい関節痛が伴うが、関節の痛みは気・血がうまく通っていないところに起こるから、気を通せば痛みは消える。

痛みは、体の中から悪いものを出す反応なのだから、痛む関節を固定すると血液のめぐりが悪くなるので、自分で動かすことが正しい治療になる。硬いところ、痛いところを動かし、もんで、気を通し、悪いもの（鎮痛剤・ステロイド剤など）を体の外に出すことが治療の要諦である。

そして、体が毒を出しているときには、瞑眩反応でリンパ球数が減っていく。一般にリンパ球数は1800以上あるのが望ましい状態であるが、1600でも病気は治る可能性があり、1800ぐらいあればまず治る。この患者の当初のリンパ球は2000を切り、白血球数全体の30％に満たない数字だった。

体から悪いものを出すプロセスで、リンパ球数はさらに減る局面があったが、リンパ球数が下がっては上がるをくり返すうちに、徐々によい数字に近づいていく。

関節リウマチその他のアレルギー疾患の辛い症状は、すぐに消えることは

ない。そして、薬で症状を抑えているうちは病気は治らない。最もつらいのは、ステロイド剤をやめて一時的に症状が悪化するときである。

この患者も、ステロイド剤の服用をやめると、すぐに痛みやだるさが激しくなった。私も「悪いものが出ているんだ」と励まし続けたが、結局は、患者本人が「どんなことがあっても頑張る」という病気に対する強い決意を持っていたことで、リバウンドをスムーズに乗り越えることができた。半年後に、手指の痛みや全身の倦怠感が軽減し、「ステロイド剤なしでやっていける」ことを確信したという。

こうなると、治療の際の出血もさらさらした赤い血になり、肌の色つやも良くなってきた。そして1年後には、「痛みや倦怠感が軽くなった。気分が軽くなってきた」と話すようにもなった。

平成21年、痛みがほとんどなくなり、心身とも良好な状態に安定したことが認められたので、いったん診療を終了した。治療を始めてから8年が経っていた。

もう手指のこわばりは現れていないが、診療終了の1年後、リウマチの症状である全身倦怠感で再び来院したが、治療により寛解した。この患者は、自宅で爪もみとつむじ療法を励行しながら、普通に仕事をしている。左ひじにまだ痛みが残っているものの、寝る前に爪もみを行うと、翌日の体調が良いという。

表2-10 磯田裕子さん（38歳・女性）関節リウマチ 白血球データ H12.10～

検査日	白血球数	顆粒球（%）	好酸球（%）	リンパ球（%）	リンパ球数
H12.10.3	6600	70.5	7.7	28.9	1907
H12.12.8	6500	63.2	4.4	36.4	2366
H13.2.6	6200	69.8	3.7	30.1	1866
H13.5.14	5900	65.2	4.7	33.9	2000
H14.8.23	6000	67.2	4.7	31.6	1896
H16.11.17	4800	61.5	8.7	37	1776
H17.4.27	7100	75.2	4.2	24.1	1711
H17.10.26	6200	66.4	7	32.3	2003
H18.4.18	5200	63.3	6.5	35.4	1841

H18.10.27	5600	66.4	9.4	32.4	1814
H19.11.17	6900	66.3	8	32.3	2229
H20.7.9	5400	65.5	4.8	33.6	1814
H20.10.9	5400	76.2	12.2	22.6	1220
H22.6.11	5400	69.2	5	29.7	1604
H23.2.7	5400	73.4	7.1	25.5	1377
H23.8.12	6800	67.2	5.4	31.9	2169

症例5：治療法がないと言われた皮膚炎がきれいに治った

症例5 尋常性乾癬　34歳　男性

初診 平成18年5月

経緯 平成17年10月、左耳の上に当たる髪の生え際に、少しかゆいような違和感を覚えた。皮膚に赤い斑（紅斑）が出て、カサカサしていた。近所の皮膚科でステロイドの塗り薬を処方されたが、一向によくならず、かえってかゆみやカサカサした部位が頭皮まで広がり、よけいに悪化してきた。寝ている間に皮膚をかいてしまって目覚めることも多くなった。

1週間後、同じ皮膚科で悪化したことを告げると、より強いステロイド剤に替わり、改善するどころか、どんどん悪くなっていった。頭皮全体に広がった紅斑が、額にまでおりてきて、頭皮がぽろぽろとフケのように剥け落ちるようになってきていた。

再び同じ皮膚科へ行くと、大学の皮膚科の医師が来ており、初めて乾癬という病名と、治療法がなく、合う薬を手探りで探していくしかないということを告げられた。その後も薬を替えたが、背中、肩、二の腕に紅斑が広がり、かゆみを通り越して痛みだすことになった。シャワーを浴びることもできず、濡れタオルでそっと拭くような日々が続き、約1年間、ほかの医院にも通院したが、一向に良くなる兆しはなかった。

治療の概要 この症例は、平成18年5月、もう皮膚科ではどうにもならな

いと考え、来院。動けないほどひどかったアトピーの友人が、当院に通って治ったことや、母親の知人が当院を受診していることから、来院した。

　尋常性乾癬の主な症状は、皮膚が乾燥して赤く盛り上がる紅斑ができ、細かいかさぶたのような鱗屑を生じて、フケのようにボロボロとはがれ落ちてくる（落屑）。病名にはあまり意味はない。皮膚科の医師は治療法がないと言ったというが、無責任な話で、この言葉こそが現代医療の限界を示している。

　尋常性乾癬は確かにアトピーのように難治ではあるが、この世に治らない病というものはないはずである。私は、初診の際に、「大したことない。治るよ」と患者に告げた。

　それまで、塗らないと紅斑が広がり、かゆみが強くなると思って使っていた薬は、塗っても悪くなるばかりで、患者も不信感を抱いていた。もちろん、薬は中止させた。ステロイド剤をやめると、1カ月ほどの間、かゆみや痛さが増し、皮膚から汁が出るようになった。

　本人の自覚はなかったものの、ほかの多くの病気を持つ患者と同様に、この患者には体の冷えが強くあった。週1回の通院で、「つむじ治療による自律神経免疫療法を行うと、気持ちが楽になり、全身が温まって、爽快感を覚える」状態になってきた。また、「治療当日と翌日はぐったりした感じだが、3日後から痛みが引く感じで楽になる」状態にもなった。

　治療を続けていくうちに、かゆみやカサカサがなくなり、肌の赤みも薄れてきた。汗がよく出るようになり、少しずつ普通の肌へ近づいてきた。12月頃までの半年の間に、背中や肩、額から頭と、症状が現れてきたのと逆の順で治癒していった。

　翌平成19年から20年は、額に少し症状が残るのみとなり、2～3カ月に1度の治療を続けた。平成21年3月にいったん治り、通院を終えた。

　平成23年4月、再び発症、同じ治療をして8月に治癒に至っている。再発部位は、前回発症した左耳の上で、頭皮も少しカサカサしていた。特にストレスなどが増えたわけではなく、季節の変わり目に出やすいのかと患者は

思っている。

　尋常性乾癬の治療は、アトピー性皮膚炎と全く同じである。アトピーよりはやや治しにくく、時間がかかるにすぎない。ただ、私にとって謎なのは、血液検査で白血球のバランスを見ると、正常値である場合が多く、病気というよりは「未病」の様相を呈している場合が多い。この患者も、発症と治癒に白血球分画との相関関係が見られず、それがなぜかはよくわからない。

　この症例のほかにも、最近、ステロイド剤を長く使っていた50代の男性の治療例があるが、全身にできていた紅斑の盛り上がりが、3年間治療して6割方治り、なくなってきている。この場合も、リンパ球の数字は正常で、なぜその「未病」状態で長く皮膚を患うのかがわからない。食事が大きく関わっているのではないかと考えられるが、私の腕が未熟で見落としていることがあるのではないか、とも考えている。

表2-11　K.Oさん（34歳・男性）尋常性乾癬　白血球データ　H18.5～

検査日	白血球数	顆粒球（%）	リンパ球（%）	リンパ球数
H18.5	7500	65	29	2175
H19.5	6800	64	30	2040
H21.21.6	5400	65	29	1566
H22.3	5400	62	28	1512
H23.6	6000	58	35	2100

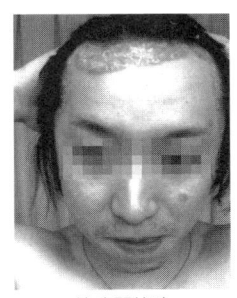

治療開始時 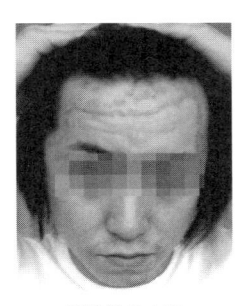　　　　　開始後2カ月 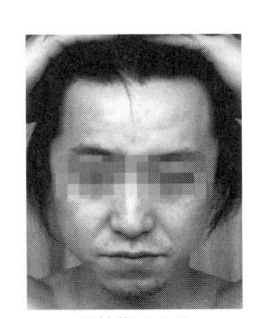　　　　　開始後5カ月

症例6：歩行困難な状態から2年足らずで農作業に復帰

症例6　パーキンソン病　75歳　女性　農業

初診　平成20年5月

経緯　初めに自覚症状が現れたのは平成17年。寒くなると手が動かなくなり、お湯につけて温め、ようやく動かせるような状態であった。近所の病院（整形外科）に行き、鎮痛剤と思われる薬を処方されたものの、徐々に手がこわばった感じになり、そのうち思うように動かせなくなってきた。さらに、手だけでなく足にもしびれを感じるようになり、自動車の運転もできなくなってきた。

1カ月後、大学病院を受診し、パーキンソン病と診断された。通院を続けて投薬治療を受けたが、症状はいっこうに改善しなかった。とうとう足がこわばり、歩幅が小さくしか出せず、転びやすくなる状態になった。

治療の概要　平成20年5月、近くの農協で私が講演をしたときに、聴講したのがきっかけで来院した。

ひとりでは歩行が困難で、付き添いの方と一緒に来院した。体が硬く、パーキンソン病の進行度としては、3～4度（日常生活に介護が必要な中等度から高度の障害。5度になるとベッドか車いすでの生活となる）と考えられた。朝晩の手足のしびれに悩まされ、耳鳴りがするとの症状を訴えた。

つむじ治療を行うと、まず気が楽になり、耳の聞こえがよくなってきた。患者には、「これは治るよ。痛み止めを使ったから、かえって悪くなったんだ」と言い聞かせ、薬は中止させた。

患者は、治療後、「体がぽかぽかして、歩行が楽になる」と言い、10月頃には症状が軽快。悪い姿勢を正す指導を行った。12月には、ふるえやこわばりがよくなってきて、車の運転ができるまでに回復した。翌平成21年には、

苦もなく体を動かせるようになり、畑仕事に戻ることができた。
　平成22年2月、全く正常な状態となり、4月7日以降は通院しなくなった。今でも寒くなると手足がしびれることがあるが、前のようにこわばったりせず、ひどくならないとのことであった。
　パーキンソン病は、脳神経が変性して起こる病気で、脳の黒質の神経細胞が減少し、脳内の伝達物質ドーパミンの分泌が低下するために運動障害を起こし、手足のふるえ、動作の鈍化、筋肉のこわばりが進み、姿勢が保てず転びやすくなると考えられている。現代医学では、発症の原因は不明とされ、進行を遅らせるために、不足するドーパミンを補充するL-ドーパや、過剰になるアセチルコリンを抑制する抗コリン剤を投与している。
　しかし私は、パーキンソン病の場合も、自律神経の乱れが発症に関わっていると考えている。したがって、気を通すことができれば、自律神経のバランス（＝白血球のバランス）を正し、治癒への道すじをつけることができると考えている。
　パーキンソン病の症状は、脳卒中に通じるところがあるが、昔は脳卒中による運動障害を「中気」と言ったものだ。この中気とは、気が上半身にとどまっていて、下まで落ちていない状態をいう。
　人間は、気が体の上のほうにとどまっていれば短気になって、ストレスをためこみ不健康になり、逆に、足の先まで気が通れば、気長になって健康になる。足まで気が通って、体が温かくなることで治療は満足に至ったことになるのである。現代医学が原因不明と切り捨てている病気でも、そうした古来の真理を踏まえた治療をすべきなのである。
　ただ、この患者の場合は、リンパ球の数字もおおむね良く、目覚ましい治癒を示したものの、パーキンソン病の治療は、つむじ治療をもってしても、通常は困難な部類に入る。患者によっては、治療薬の影響でリンパ球の数字が悪くなっている場合も多く、よくなるためには、まず薬を離脱することが重要である。

そして「体の中の悪いものを出す」ことが治癒につながる。私は、この症例にも玄米食を指導した（ほかの病気の患者にも常に勧めている）。玄米は、通じがよくなるので体の排毒を助ける。圧力釜で炊けば、普通の白米と同じように食べることができるから、健康な人も含めて万人にお勧めする。

　この症例からは、血液の状態から判断がつかない場合であっても、「悪いものを出す」という原点はしっかり踏まえることが大事だということに気づかされた。

表 2-12　Y.M さん（75 歳・女性）パーキンソン病　白血球データ　H20.5 ～

検査日	白血球数	顆粒球（%）	リンパ球（%）	リンパ球数
H20.5	5300	59	38	2014
H21.6	5200	55	40	2080
H22.4	5300	52	42	2226

症例 7：腎機能値が改善し、体力が目覚ましく回復した

症例 7　腎機能障害、痛風　66 歳　男性
初診　平成 21 年 3 月
経過　20 年ほど前、在職していた会社の定期健診で、血圧や尿酸値（＊1）、クレアチニン値（＊2）が高いことを指摘された。生来病気知らずで、多忙な営業の仕事をこなしていたこともあり、体力に自信があったため、健診の結果は気にせず、必要な処置もしなかった。

　15 年ほど前、痛風が初発、近所の整形外科で尿酸値を下げる薬を処方された。尿酸値が異常値を示していたほか、クレアチニン値も高めで、尿タンパク（＊3）も出ていた。

　痛みがなくなると薬の服用をやめ、特に食事内容の改善を意識することも

なかった。飲酒の習慣はなかったが、外食が多く、特にラーメンを好んで食べていたとのこと。その後、10年間に2度、痛風が再発したが、その都度、処方された薬を飲み、痛みがなくなると薬の服用をやめていた。

　5年前、疲れやすさを感じ、体調を崩すことが多くなってきた。近所の内科を受診すると、血圧・クレアチニンが高値。尿タンパクも＋。腎臓が悪いと言われ、薬を処方された。食事指導を受けたが、塩分の制限などの食事療法は行っていなかった。そして3年前、血圧、クレアチニン値が一気に上昇し、このままでは人工透析が必要になると言われて初めて真剣に治療に取り組むようになった。塩分摂取や宴席での飲酒も控えたが、検査値は上昇し続けることとなった。

　疲れが出やすくなり、とうとう体調不良を自覚するようになった。毎日、午後から調子が悪くなり、横になることが多くなった。少し横になっていると動けるようになるが、頭がずっと重い感じで、体が冷える状態が続いていた。

治療の概要　平成21年3月、私の治療で胃ガンが治癒した知人に勧められて来院した。前に通院していた病院では、数値のことばかりを言われ、よくなる期待が持てなかった。しかし、それ以上に問題があったのは患者本人の食生活であった。特に食生活に関心がなく、自分の好きなものだけを多く食べるという傾向があったことから、私は彼に、「病気は自分が作り、自分で治すのだ」という基本を説き聞かせた。

　つむじ治療で行うことは、ほかの病気と同じである。人によって刺絡する部位が違い、それを見つけるだけのことである。この患者の場合は、首から腰にかけて気のめぐりを妨げているラインがあった。さらに、腎機能を高めるためには、とりわけ「悪いものを出す」意識を高く持って、汗をかく生活をすることを説明したが、この患者は私の言うことをきかない。

　2週間に1度のつむじ治療を続けたところ、治療を始めてすぐにクレアチニン値が下がりだし、治療を続ける励みになった。そして、1〜2カ月で体が少し軽くなることを感じ始め、動きやすくなり、さらに、毎月検査値が下

がっていくことで、気持ちが楽になり、初夏を迎えた5〜7月には、運動をして体を動かす意欲までもが出てきた。

昔ソフトボールをやっていて、もともと運動は好きであったことから、体も普通に動くようになり、気分も晴れてきて、自分でも「もう大丈夫だ」と感じるようになった。

8〜12月になると、さらにやる気が充実してきて、家の中で自分のできることや、親御さんの介護も手伝うまでに回復した。しかし、尿酸値は依然として高く、痛風の症状はある。しかし、痛風の痛みが出ないので、地元のお祭りで屋台を引っ張るほどになった。気になる点は、足の冷えがあり、寒くなると体調が悪くなることである。

この患者は、長年、明らかに健康への自助努力が不足していたが、つむじ治療に通うようになってから、「自分の体に責任を持つ」という気持ちに変化が生じた。私が指示した乾布摩擦にも少しずつ取り組むようになり、あまり摂らなかった野菜も食べるようになった。平成22年7〜12月には、友人から「どす黒い」と言われていた顔色がよくなり、肌の血色もよくなってきた。頭の重い感じも消失してきた。

それでも、この患者の生活は、私に言わせればいまだ不摂生には違いなく、それがひざの黒い皮膚の色に現れている。リンパ球の数も増えてきているが、最初から2000近い数字が出ているのだから、もっとよくなっていてもよいのではないかと思われる。

＊1　尿酸値（正常値）
男性で3.0〜7.0mg/dl、女性で2.0〜5.5mg/dl
＊2　クレアチニン値（正常値）
血清Cr値：男性で0.6〜1.2mg/dl、女性で0.4〜1.0mg/dl
尿中Cr濃度：男性で20〜26mg/kg/日、女性で14〜22mg/kg/日
※血清クレアチニン濃度が8〜10以上になると透析が必要とされる。
＊3　尿タンパク（正常値）
1dl当たり0〜10mg、1日の尿量換算で60mg以下であれば正常

表 2-13　T.S さん（66 歳・男性）腎機能障害、痛風　白血球データ　H21.3 ～

検査日	白血球数	顆粒球（%）	リンパ球（%）	リンパ球数
H21.3	7100	68	27	1917
H22.4	7100	64	32	2272
H23.5	9200	68	26	2392

症例 8：曲げられなかったひざの状態と尿の出が徐々に改善

症例 8　大腸ガン手術後の排尿障害、腰痛・膝痛　76 歳　男性　会社経営
初診　平成 21 年 9 月
経過　平成 8 年、便や尿の出が悪いことから、新潟大学病院の泌尿器科を受診したところ、大腸ガンと診断された。内視鏡手術で除去し、2 ～ 3 年は検査を続けるようにと言われていた。ずっと何事もなかったが、10 年後の平成 18 年に再発。へその周辺 5 箇所に穴を開ける腹腔鏡による手術でガンを切除した。

　大腸ガンは治ったが、膀胱を収縮させる筋肉が衰えたために尿の出が悪くなり、自分でカテーテルを尿道に挿入して排尿する自己導尿法を行うようになった（病院内と、就寝前）。この排尿障害は、手術などで治すことはできないと言われていた。

　一方、平成 19 年頃から両ひざに痛みが発症し、徐々に痛みがひどくなってきた。ひざが曲げられなくなり、正座はまったくできなくなった。好きなゴルフも楽しめなくなった。

　階段の上りはまだしも、下りはひざの痛みで困難になり、整形外科で処方された薬を服用しても、よくならなかった。腰の痛みも出てきた。
治療の概要　平成 21 年 9 月、知り合いの勧めで来院。患者は会社を経営しているため、ひざの痛みより、むしろ気力の減退に困っていた。「やる気が

出ない」「考えるのがおっくう」「体を動かす気力がない」と感じ、仕事が進まない。何かに取り組もうにも、気力を絞り出すのに苦労すると、すっかり参ってしまっていた。

　この患者の場合、大腸ガンについては問題はなく、血液検査の数値もリンパ球数が十分にあることから、私は、「この数字なら長生きできる」と請け合った。問題の排尿障害とひざ痛だが、ガンとの関係はない。年齢的にも、むやみにガンと結びつける必要もない。

　若い人ならガンと結び付けて考えるべきであるが、ある程度高齢になれば、老化の症状と考え、その背景に気の不足があるととらえたほうが適切であろう。

　いずれにしても、下半身に出る痛みは、気を足の先まで通してやればよいので、治しやすい症状だといえる。気（生命エネルギー）の源泉である丹田から気を落とし、足の冷えを解消できればよいのであって、わざわざ私のところに来なくても、自分で治せる。

　また、気力の減退は、体に悪いものがたまっていたためだと思われた。人間は、悪いものが体内に停滞していると、やる気が出ないことがある。患者の顔面にはシミがあるが、それは悪いものが表面に出ている証だといえる。裏を返せば、このように汚れが表面に出ている病気は治りやすい。アトピー性皮膚炎などはその典型である。

　患者に対してつむじ治療を行い、悪いものを外に出すために、自宅での乾布摩擦を励行させた。乾布摩擦は、つむじ治療による気の流れや血行の改善を助けるのに、非常によい自己治療法だといえる。

　経過は順調で、平成22年の春から夏にかけて、目の見え方や耳の聞こえが良くなり、顔のシミが薄くなってきた。腰痛やひざの痛みが軽快し、またゴルフもできるようになった。さらには、やる気が出て、汗がよく出るようになり、尿の出も改善してきた。それまでは、排尿のために、意識しておなかを引っ込め、力を入れていたのが、それほど力を入れなくても尿が出るよ

うになってきた。

　夏から年末にかけては、下半身が温まって寒くなくなり、ひざの曲げ伸ばしが苦にならなくなってきた。現在、ひざの痛みは以前の半分ぐらいとのことで、正座も可能になってきている。尿の出も、まだ万全ではないものの、少しずつよくなってきている。患者は、気力が出てきたことが何よりの収穫だと言っている。

　あらゆる病気に共通して言えることではあるが、①頭のてっぺんから足の先まで気を通すこと、②体の中の悪いもの（特に薬）を、便や汗を通して体の外に出すこと、③血のめぐりをよくし、体の冷えを解消すること、これらを心がけることが病気を治すカギである。つむじ治療は、その一手段なのであって、自分が作ってしまった病気は自分で治せるし、病気は自分で治せるものだと信じなくてはならない。

　そうした養生の結果として、自律神経のバランスが整い、顆粒球とリンパ球のバランスが取れていけば、どんな病気も怖くなくなる。この世に難病はなく、気が通れば病は治る。その結果、私たちは、たとえガンとでも共存して、命を全うすることができる。

表2-14　K.Fさん（76歳・男性）大腸ガン手術後の排尿障害、ひざ痛　白血球データ　H22.2〜

検査日	白血球数	顆粒球（％）	リンパ球（％）	リンパ球数
H22.2	8300	55	36	2988
H22.8	9900	54	37	3663
H23.6	8400	53	37	3108

第3章

自律神経免疫療法
体験談

死を思うほど辛かったリウマチが寛解した
磯田裕子（仮名，38歳）［派遣社員］

思いがけない病気の発症

　リウマチを発症したのは短大を卒業し、銀行に就職した20歳の夏のことです。友人とドライブをしていたとき、助手席で足を伸ばして座っていた私は、小休止で車から降りようとしました。ところが、足を曲げて降車しようとしても左足の膝が曲がらないのです。あれっ、と少し驚きましたが、膝をさすってみたところ間もなく普通に曲げられるようになりました。車から降りて歩き出しても、左足には何の支障もありませんでした。

　そのときは、何だったのだろうと思いましたが、ドライブでずっと同じ姿勢をしていたので、足がこわばったのかもしれないと思いました。それに膝のおかしな具合はそのときだけのことで、その後は何ともなかったのです。私は気にせずに忘れてしまいました。しかし、これがリウマチが発症する前兆だったのかもしれません。

　それから1年くらい経った夏のことです。朝、起きると、両手の指がピアノを弾くような形に曲がったまま、広げようとしてもこわばったまま動かなくなりました。びっくりして、こわばった両手を重ねて、手のひらで片方ずつ指をさすっているうちにようやく普通に動くようになり、ほっとしました。

　当時の私は、仕事で1日中パソコンを使ってデータの打ち込み作業をしていました。それで、毎日の業務をこなしているうちに、指が疲れてしまったのだろうか。あるいは、勤め先の自分の席がエアコンの近くだったので、冷房病かもと考えていました。ところが、指のこわばりはその日だけではなく、毎日続くようになりました。しかも、日を追うごとに、指を広げようとしても、痛みでとても伸ばせなくなっていきました。それでも出勤の準備をしな

ければなりませんから、こわばった指のまま服を着替えるなどしていました。

「リウマチ」の診断に落胆

　毎朝、指のこわばりと痛みはおこりますが、不思議なことに1時間くらいで消えてしまい、日中は何事もなく過ごせるのです。「腱鞘炎かも知れない」などと考えて、なるべく仕事以外は指に負担をかけないように、休ませるようにしました。けれど、指の異常は一向におさまらず、それどころかカゼをひいたときのような全身の倦怠感も出てきて、体がだるくてだるくてたまりません。熱を計っても平熱でした。

　それまで私は、数日の指の異常をそれほど深刻に考えていませんでした。病気だとは思わず、ただの疲れで、そのうち治るだろうと考えていたのです。しかし、どんどんおかしくなっていく体調が怖くなって近所の外科を受診しました。医師は私から症状を聞くうちに、「これはきちんと検査をしたほうがよい」と言い、地元の大学病院の整形外科にいくよう勧め、紹介してくれました。

　自分の体に何がおこっているのか、不安は増すばかりです。私は紹介を受けてすぐに大学病院を受診したところ、リウマチだと診断されました。血液

表3-1　「早期関節リウマチの診断基準」（日本リウマチ学会による）

①	3関節以上の圧痛または他動運動痛
②	2関節以上の腫脹
③	朝のこわばり
④	リウマトイド結節
⑤	赤沈20mm以上の高値またはCRP陽性
⑥	リウマトイド因子陽性以上

※6項目中、3項目以上を満たすもの

検査でのリウマチ反応は陰性でしたが、診断基準（＊）に照らしてリウマチであることが分かったようです。病院で処方されたステロイド剤（副腎皮質ホルモン製剤）の錠剤を受け取って帰宅したときには、思いもかけない病名に驚き、落ち込みました。今まで健康診断はすべて異常なし、家族や親族にリウマチを患った人もいないので、まさか自分がリウマチを発症するとは信じられなかったからです。

効かなくなっていく薬

　処方されたステロイド剤を服用すると、次の日からは毎朝の指のこわばりがなくなり、体のだるさもウソのように消えました。「すごく効く。やっぱり薬を飲まないとダメだったんだ」と、症状が解消されて元気になった私は処方薬に感謝しました。毎日、薬を服用するのは面倒なところもあったのですが、以前の症状を考えるとこのくらいの不便は仕方ないかと思えました。大学病院には月に１度、血液検査と薬をもらいに通院し続けました。薬を飲みだしてから、不快な症状が消えたことを医師に告げると、「では、このまま続けてみましょう」と薬の服用と経過観察を続けるように言われていたからです。

　しかし、そんな落ち着いた状態も、最初の２カ月だけでした。薬を服用しているのにもかかわらず、徐々に毎朝の指のこわばりや痛み、体のだるさが出てきたのです。

　大学病院を初めて受診し、リウマチと診断されたときに医師と患者の両者で検査結果や症状の経過を書き込む「リウマチ手帳」をもらっていました。月に１度通院する際には、診察日の１週間前の自覚症状を手帳に書くようになっています。最初のころは、とりたててチェックするような症状もなかったのですが、大学病院に通院し始めて２カ月を過ぎたころには、「蛇口をひねると痛みがある」「服を着替えるのが辛い」など、日常生活に支障が生じるほどの状態を次々に書き込むほどリウマチの痛みはひどくなってきました。

医師に状況を訴えると、服用する薬を変えることで対処するようになりました。しかし、しばらくの間は効く薬があったり、まったく効果のない薬があったりと、処方される薬で症状が落ち着くことはなくなってきました。

　通院しだして1年くらいたったころのことです。服用薬では痛みが消えなくなり、痛みがあまりにひどいときにはステロイド剤の注射を打つようになりました。注射をすると痛みはまったくなくなります。しかし、ほっとできるのは数日だけです。3〜4日もすると、指のこわばりや痛み、身の置き所のないような全身のだるさが戻ってきます。

　そのような体調でも、私は仕事をずっと続けていました。毎朝、「がんばって行かなければ」と自分をはげまして、仕度をしてやっとの思いで出勤します。指のこわばりや痛みは出社するころには引いていきます。しかし、全身のだるさは何をするにも辛く、業務に就いている緊張感で何とか仕事をこなしているという状態でした。しかし、指の状態はその後も徐々にひどくなり、とうとう痛みで顔を洗うこともできなくなり、こわばりも午前中一杯消えなくなってきました。そのため、パソコンのキーボードを打ったり、マウスを操作したりすることじたいが難しく、何とかこなしていた仕事をすることができなくなってきたのです。

死を望むほどに打ちのめされる

　上司や職場の先輩、同僚には以前からリウマチのことを打ち明けていました。人間関係は良好で理解のある職場でした。上司は私の体調に合わせて、業務に支障がでない別の部署に変えるなど、配慮をしてくれました。そんなこともあって、私は、仕事で迷惑をかけまいと毎日、必死になって痛み続ける体と戦っていました。ずっと、「どうしてこんなことになったんだろう」と悩んでいました。通院し、薬もきちんと飲み続けているのに、どんどん悪くなっていくことが恨めしく、それどころか薬を飲めば飲むほど悪くなっていくようにさえ思えました。

このころは毎日、帰宅途中には、体のことや満足にこなせない仕事のことが辛くて、泣いてばかりいました。駅から家へ帰る道を歩きながら、「自殺するのは親に悪いから、突然の事故死がいいな」とか、「走ってくる自動車が自分を轢いてくれればいいのに」と何度も何度も思いました。今思うと、リウマチに徹底的に苦しめられた私は、死を望むほどのうつ状態になっていたのです。
　結局、仕事ができないプレッシャーと、業務で周囲に迷惑をかけることから、私は就職しておよそ２年半で退職しました。リウマチが発症してからおよそ２年が経っていました。

福田先生との出会い：「病気は自分で治せ！」
　そんな私を助けてくれたのが母でした。リウマチを患った苦しさを、私は母に一切話しませんでした。母に私のことで辛い思いをしてほしくなかったからです。しかし、泣きはらした目で帰宅する私の様子から、母は私のことを察してくれていました。
　仕事を辞めて、治療に専念するようになってからも、リウマチは少しも良くなりませんでした。痛みがひどくなると、大学病院に駆け込みステロイド剤の注射で抑えてもらう生活は、すでに５年も続いていました。母は私を心配し続け、どうすればいいのかをずっと考えてくれていたようで、知人によい病院を教えてくれるように頼んでくれていました。ある日、母は知人から福田先生の評判を聞き、「とても良い治療をする先生がいる」と私に診てもらうよう勧めてきたのです。
　そのころの福田先生は、私の自宅から離れた山間の温泉病院で、治療をしておられました。母の勧めもあって、そのときの私は、藁にもすがる思いで温泉病院に行きました。父の運転する車で１時間ほどかかりました。ようやくたどりついた病院で、診察室に通されると、私は福田先生に問われるまま、これまでの症状や診療の内容をお話しました。

先生は私の話をひととおり聞いた後、びっくりするようなことを言いました。「いま飲んでいる薬をやめろ。ステロイド剤を使っているのが悪いんだ」、「病気は薬が治すものじゃない。自分が治さなければいけない」、「医師が助けられるのは５％だけだ。あとは自分で治すんだ」と厳しい口調で言われました。

　先生の言葉は、リウマチが引き起こす辛さで、もう自分で何とかするという気力もなくなっていた私には衝撃でした。「病気は病院や医師が治してくれる」と考えて、先生のところに来たのです。その上、「ステロイド剤のおかげで何とかやってこられたのに、その薬をやめて大丈夫だろうか」という不安が浮かびました。しかし、次の瞬間、「薬でダメなのだから、薬をやめてこの先生の治療を受け入れれば、良い方向に向くかも知れない」と思い、その小さな可能性に賭けてみることにしました。

見たことのない治療
　実際に治療がはじまると、ここでも私はびっくりしました。大学病院で問診と検査、薬の処方という、ごくふつうの治療を受けてきた私にとって、福田先生の治療は本当に風変わりなものでした。注射針や電子鍼で両手、両足の爪の付け根を次々に突つくように刺激するのです。

　こんな治療は今まで見たことも、聞いたこともありません。しかも、この治療は痛いのです。当然のことですが、注射針で突つかれた手足のどの指も、爪の付け根からほんの少しですが血が出ています。先ほどの決心はたちまち消えて、「大丈夫なのかな」と心配になりました。

　なお、これから福田先生の治療を受ける患者の皆さんに申し上げておきますが、福田先生は、現在では注射針を中心とした治療から、電子鍼と磁気鍼、高麗針を中心とした治療に変わっていますので、その治療は以前ほど痛くはありません。

　初めての治療は、30分ほどで終了しました。注射針で刺激されたせいか、

手指の痛みが来院する前より少し増したようです。先生は、「治療の最初は瞑眩（好転反応）が現れ、しばらく辛い状況が続くが、その後は良くなるから、あきらめないで通うように」と励ますようにいわれました。2週間後の次の治療の予約日をとって帰宅しました。帰りの車のなかで、私は父にしばらくこの先生の治療を続けるつもりであることを話しました。病院までの往復の運転を父は快く引き受けてくれました。

　治療を開始してしばらくは手指の痛みも全身のだるさも相変わらずでしたが、先生の治療を受けてから私自身に大きな変化がありました。気分が上向きになったのです。「病気は自分で治せ」と言われて、それまで落ちこんでばかりいて、うつむきがちだった気持ちが少しなだらかになり、落ち込みが軽くなっていました。それに、治療後すぐにはわからなかったのですが、帰りの車の中で体が温かくなっていることに気づきました。

　関節の痛みやからだのこわばりという症状は相変わらず続いていました。また、先生が言ったように、ステロイド剤を服用しなくなったことで、痛みがひどくなることもありました。とうとうリバウンドがやってきたのです。痛みや体のだるさが激しく襲ってきました。手元には大学病院でもらったステロイド剤が残してあったのですが、先生のおっしゃることを信じて、痛みや不快感に耐え、我慢して薬は飲まずに過ごしました。

　福田先生の治療を受けてみようと決めたときから、「こんなにひどいリウマチの状態を変えるのだから数カ月くらいではムリだろう」「1年くらいは掛かるのではないか、」「リバウンドにも負けまい」と考えていました。

　ですから、1年はどんなことがあっても福田先生に従ってがんばってみようと決意していました。それに、これまでのステロイド剤の治療が症状を悪化させてしまったことを考えると、私が頼るべき治療はもう福田先生の治療しか残されていないように思えたのです。

ステロイド剤が無くても大丈夫

福田先生のところに通いはじめて、すぐにリウマチの症状が目に見えて良くなったということはありませんでした。ステロイド剤を一切服用しないままに、1カ月に2回の治療が続いた半年目のことです。先生の治療が続くうちに、いつのまにか手指の痛みや全身のだるさがやわらいでいました。そして、「ステロイド剤を使用しなくてもやっていける」ことを発見しました。
　この発見は私にとって、とても大きなものです。福田先生の治療を受けながらも、心のなかでは時折、「もし痛みが戻ってきたら、またステロイド剤に頼るようになるのだろう」という考えが、浮かんでは消えを続けていたからです。しかし、薬なしでも大丈夫なことがとうとう実感できたのです。私のなかにステロイド剤なしでもやっていける自信が湧いてきました。
　ちょうどそのころ、ステロイド剤に頼る思いを断ち切ってくれる、もう一つの出来事がありました。福田先生が治療している温泉病院の患者さんには、アトピー性皮膚炎の患者さんが少なくありません。なかには症状が重く、入院治療をしている人もいます。先生の所に通い続けるうちに、そうした入院治療を続ける患者さんと顔見知りになりました。
　治療を待つ間、その患者さんと話をしていると、先生のアトピー性皮膚炎の治療は、患者さんの状態にもよりますが、ステロイド剤の服用を控えるところからはじまり、最後には一切使用しないようにと指導されるということがわかりました。その方も私と同じようにステロイド剤の使用をやめてしまった患者さんでした。その方から、薬を使わなくなってから、全身の皮膚からウミのようなものが出て、とても辛いという話を聞きました。その患者さんの肌は赤黒く、かさかさしているように見えました。
　それから1カ月くらい経ったころです。また、その患者さんを福田医院で見かけました。少し離れていましたが、「あれあれ」と驚いて、その人をじっと見てしまいました。遠目でもわかるほど、その人の肌の状態がよくなっていたのです。これは目で見て、はっきりとわかる福田先生の治療の効果でした。まさに一目瞭然、百聞は一見にしかずです。「ステロイド剤なしで、

あそこまで回復するんだ」と、私は福田先生の治療に大きな希望を見出すことができました。

病気を自分で治す努力

　それからの私は、最初に先生に出会ったとき、また診療を受けるたびに言われる「病気は自分で治せ」という言葉を率直に受け止めるようになりました。先生の治療のおかげで、いつの間にかなくしていた気力も戻ってきたようです。自分でも病気を治す努力を積極的に行いました。福田医院での治療以外の日でも、先生に教えていただいた爪もみを、毎日励行しました。

　劇的に良くなるということはありませんでしたが、徐々に症状は軽くなり、決意してから１年が過ぎたころには、日常生活のなかで痛みを気にする割合が減っていったのです。それと同時に、いつも何かをするたびにつきまとっていた不快な痛みや倦怠感もしだいに小さくなっていきました。うっとうしかった気分も晴れていき、行動の自由が戻ってきました。それに、治療を続けているうちに肌の色つやが良くなってきたことにも気づきました。先生の治療の効果はすこしずつですが、確実に現れはじめたのです。

　私はウインタースポーツが好きで、冬になるとスキーやスノーボードを楽しんでいました。けれど、リウマチを発症してからは医師から止められていましたし、手足の痛みで日常生活もままならないのですから、スポーツどころの話ではありませんでした。徐々にゲレンデから足が遠のいて、スキーもスノボもやらなくなっていました。それが症状が軽くなるに従って、スノーボードをやりたいという気持ちが湧き上がってきました。

　そこで、こっそりゲレンデに出掛けて滑ってみたのですが、さすがに痛みで滑ることはできませんでした。激しいスポーツができるほどに、体は回復していなかったということがわかり、がっかりはしましたが、一方でいろんなことをしたいという気持ちが出てきたことは大きな前進だと、前向きに考えるようにしました。

病気をコントロールする

　先生の治療を受けるようになってから8年がたった平成21年のことです。
　その日の診療が終わると、「もう来なくていいぞ」と突然先生から言われたのです。発症する前の完全な健康を取り戻せたとはいえませんが、もうリウマチの痛みはほとんど消えていたし、体も心も元気になっていました。仕事に復帰する意欲も出てきました。そこで以前の経験を活かし、金融機関で派遣社員として働くようになり、ようやく普段の日常生活に戻ることができるようになりました。
　しかし、その1年後です。リウマチの症状が再発したのです。手指の痛みはそれほどではなかったのですが、全身が強い倦怠感にみまわれました。「治ったと思ったのに」という残念な気持ちもありましたが、それ以上に「自分で何とかしなければ」という思いが湧き上がってきました。
　今も先生の治療を受けていますが、「リウマチは自分でコントロールするんだ。先生はその努力を後押ししてくれる」という気持ちで治療を受けています。幸い、症状はすぐにやわらぎました。今では、毎日の爪もみと、見よう見まねで覚えたつむじ療法を、一日も欠かさず続けています。
　病気は私次第だ、ということもわかってきました。爪もみや生活態度など病気を治す努力をさぼると、さぼった分だけ痛みや症状が出るのです。きちんとやるべきことをやっていれば、病気を押さえ込むこともできます。
　私の場合、寝る前に爪もみをやっておくと翌日の体調が良いようで、これは何があっても続けています。手指のこわばりはまったくないわけではありませんが、先生の力を借りて、リウマチを抱えたままでも快適に毎日を過ごせるのは自分次第だということを実感しています。ここまで、リウマチと私の暗い気持ちを治してくれた先生には、とても感謝しています。

しつこかった気管支喘息が治った
内藤幸子（仮名，72歳）［主婦］

治せる病院を探して

　私がひどい気管支喘息になったのは平成11年、60歳のときです。カゼが治った後も、いつまでも咽喉からヒューヒューという音がして、息をするのが苦しくてたまりませんでした。すぐに近所の耳鼻咽喉科を受診したところ、咽喉への吸入治療を行い、吸入薬を処方されました。吸入薬は1日に2回、朝晩吸入するタイプです。

　病院で吸入している間は息をする苦しさも軽くなってホッとしたのですが、帰宅してしばらくすると、またヒューヒューという音がしはじめました。処方された吸入薬を使用すると、苦しさは抑えられているようですが、ヒューヒューという咽喉の音は止まりませんでした。

　吸入薬は4日か5日くらいで使い切ってしまい、また病院を訪問して前回と同様に吸入治療をして、また同じ吸入薬をもらって帰宅しました。喘息はなかなか治らないということは聞いていましたから、すぐによくなるとは思いませんでしたが、1カ月経っても、2か月経っても症状は一向によくなりません。

　吸入薬を使っている間に発作がでることはありませんでしたが、ひどいときは夜中に咽喉がぜいぜいして、苦しくて眠れないこともありました。治らないにしても、ちっとも症状が良い方へと向かっていかないのは辛いことでした。ひょっとしてこれは薬が合わないのかもしれないと思い、それからはいろんな病院を転々としました。

　しかし、どこの病院の処方する薬も同じようなものでした。しばらくは効いているように思っても、すぐに効かなくなります。それに外出するときに

吸入薬を携帯するのがとても面倒でした。薬のなかには吸入した後に、うがいをしたり、口をすすいだりしなければならないものもあって、とてもわずらわしく感じられたからです。

　そんなことをくり返していたある日のことです。首筋にひどいコリが出て鍼灸院を訪れたとき、治療をしている先生に、「気管支喘息の薬に合うものがなくて、とても困っている」ことを打ち明けました。すると、鍼灸の先生は少し考えてから、「苦しいからといって、薬が合わないと訴えるのはよくない」という忠告をしてくれました。つまり、前に使っていた薬が効かないと、医師はさらに強い薬を使うようになり、薬ばかりが強くなる結果、体への負担が大きくなり、かえってよくないということでした。この話を聞いて、私はほんとうに困ってしまいました。少しでも苦しさを解消してほしいのに、薬ではそれができないのだろうかと考え込んでしまったのです。

1日で治った!?

　福田先生のことを知ったのはそんなときでした。たまたま見かけた健康雑誌が福田先生の自律神経免疫療法を取り上げていたのです。その記事には先生が薬を使わずに、鍼灸のような治療でいろいろな病気を治していることが書かれていました。なかには、私と同じように長年、喘息に悩まされていた人が先生の治療ですっかり良くなったという話も出ていました。

　この先生なら、私の気管支喘息を何とかしてくれるだろうと思い、私はすぐに、福田先生の医院を受診しました。平成13年のことです。今では、半年や1年の予約待ちをしなければならないようですが、当時はすぐに診てもらうことができました。

　診察室に通されて、今までの気管支喘息の治療の経過を話しました。すると、先生から「すぐにステロイド剤の使用はやめろ。やめないと治るものも治らん」と言われました。以前、薬について忠告してくれた鍼灸の先生に飲み薬や吸入薬を見せたことを思い出しました。鍼灸の先生も「これはステロ

イド剤だね。長期間使うと良くないのでやめたほうがいい」と言っていたことを思い出しました。そのときはステロイド剤を使わないと、苦しいのがとれないので、ステロイド剤を使うのをやめようとは思いませんでした。でも、福田先生からは「ステロイド剤を使い続けるのなら、治療はできない」と厳しくいわれ、お医者さんがここまでいうのならと、その日からステロイド剤の使用はやめました。

　先生の鍼治療は変わっていました。まず手指の爪の生え際をチクチクと注射針で突いて刺激し、手首、腕と移り、上半身が終わったら、今度はつむじの辺りから首筋へと刺激する場所が降りていきました。治療では注射針と電子鍼を交互に使っていました。

　頭を刺激するころになると、体がぽかぽかと温かくなり、どんどん汗が出てきました。体も軽くなってきたようですし、何よりも咽喉にあったつかえのようなものがなくなり、これまでになく息がスーッと通っていくのが分かりました。まるで、お風呂からあがった後のような、爽快な気分になってきました。治療の最中でしたが、私は先生に「もう治ったみたいです」と言いました。私は本当にそう思ったのですが、先生は大笑いして「そんな簡単に治るものじゃない、しばらくしたら薬をやめたリバウンド（治療をはじめる前より、急激に症状が悪化すること）がくる」と言い、リバウンドについての説明がありました。

やってきたリバウンド

　先生の治療がはじまり、ステロイド剤をやめて1カ月が過ぎたころです。先生が言っていたようにリバウンドがやってきました。

　最初に現れたのは気分の悪さでした。胸や咽喉の辺りがだるいような痛いような、何ともいえない気持ちの悪い感じが続くようになりました。そのうち、透明な痰が出はじめて、とまらなくなりました。カゼをひいたときには、少しは痰が出ることがあります。ところがこの透明な痰は、咽喉の奥からと

ぎれることなくどんどん出てくるのです。

　診療の日に先生にこのことをいうと、先生は「その程度のリバウンドで良かった。痰は今まで使ったステロイド剤を体が外に出しているんだ。だから、痰がどんどん出るのはいいことなんだ」といいます。先生のおっしゃるとおりで、私のリバウンドは極めて軽いものでした。先生の所で治療している人のなかには、リバウンドで発作や体中からウミが出るなど、たいへんな思いをしている人がいることを後で知りました。

　リバウンドは1カ月もしないうちに消えていきました。治療も1週間に1回だったのが、2週間に1回になり、私の喘息の症状もずいぶん軽くなってきました。もう息ができないくらいに苦しいということもほとんどなくなりました。

見よう見まねで
　気管支喘息の苦しみから助けていただいた先生を、私は本当に頼りにしています。ですから、先生がうつ病になって、長い間休診されている間は本当に困りました。先生に診てもらうようになって1年経つか経たないかという平成14年ころのことです。先生もたいへんな思いをされていたのですが、私の頼みの綱である福田先生がいなくなって、今にも気管支喘息の症状がぶり返すのではないかと心細く思いました。

　そこで、先生に診てもらえない間、自分で何とかしようと思いました。爪もみは毎日、やっていましたが、それに加えて先生の治療を見よう見まねでやってみたのです。私は電子鍼を持っていましたから、先生の治療を必死で思い出しながら、先生がやっていた手順をなぞるようにして電子鍼を体に打ってみました。もちろん、先生のようにはうまくはできません。でも、数を撃てば当たるだろうと、一生懸命になって、自分でやってみました。効果があったのかどうかはわかりませんが、幸いひどい気管支喘息の症状は現れませんでしたから、それなりの効果はあったのだろうと思います。

ようやく先生が治療を再開されたときはホッとしました。診察室で久しぶりに先生の治療を受けていると、「もう大丈夫」という安心感が持てました。最近は1カ月から1カ月半に1度の治療になり、先生からは「もう来なくていいぞ。もっとたいへんな患者さんがたくさん待っているんだ」といわれますが、先生の治療を受けないと、あの苦しさが戻ってくるのではないかと思い、今も福田医院に通っています。

私は福田先生の治療を受けて、気管支喘息がよくなったほかに、体調も変わりました。治療を受ける前の私は平熱が35℃台だったのですが、今は36℃台にあがりました。先生から「足とかが冷えなくなっただろう」といわれます。もともとそれほど冷え症で辛い思いをしたことはないのですが、冬場でも足の先などが冷たくならずにすんでいるのは治療の効果かもしれません。何より、カゼや大きな病気もせずに元気でいられるのは、先生の治療のおかげだと思います。

痛い治療のおかげで胸壁腫瘍が消えた
須藤武夫（仮名，53歳）［会社員］

想像もしなかった転移

私の胸壁腫瘍は精巣腫瘍が転移したものです。平成3年ごろ、微熱が続くので内科を受診したところ、症状は内臓からきている可能性があるとの診断で、エコー検査をしました。医師は、画像を見ながら少し考えていましたが、「泌尿器科で調べてもらったほうがいい」と私に告げました。

数日して泌尿器科を受診したところ、担当医は検査結果を見ながら、私が何の病気だともいわず、いきなり「がんセンターに行くか、市民病院に行くか」と、私に尋ねました。「がんセンター」という名前が出てきたので、体がびくっ

とふるえるほど驚きました。「ガンですか」と聞くと、泌尿器科の医師はガンだとはいわず、「ガンかどうかを調べるために行ってはどうか」というのです。ガンという言葉に怖くなってしまいましたから、すぐにがんセンターに駆け込みました。

　血液検査やエコー検査などを受け、結果が出るまで待っている間も気が気ではありませんでした。ようやく私の名前が呼ばれて診察室に入ると、心配したとおりの悪い結果が出ていました。

　担当医師から「ガンですね。精巣腫瘍です」と告知されたのです。すぐに入院し、手術後は放射線治療という闘病生活が始まりました。幸い、私の精巣腫瘍は早い段階で見つかり、すぐに処置をしたおかげで、3カ月の入院治療で完治しました。医師からは「転移もありませんから、もう大丈夫です」と、告げられ、晴れて退院することができました。

　ところが、1年後のことです。胸のあたりに不快感を感じたので、病院で調べてもらったところ、胸壁腫瘍が見つかりました。「転移はない」という言葉を信じていただけに、ショックはものすごいものでした。いくつもの検査を受けた後、結局、手術をするよういわれました。また、がんセンターでの入院治療が始まるのです。

　私の担当の医師と整形外科の医師の2人が手術の方法について説明をはじめると、目の前が真っ暗になるほどの絶望感に襲われました。私の場合、胸壁だけではなく肋骨のなかにも腫瘍が入り込んでおり、これ以上すすまないようにするには、ほとんどの肋骨を取ることになるというのです。しかし、肋骨を全部取ることはどうしても嫌でしたから、そのことを医師に伝えました。医師は化学療法と放射線療法で治療をすすめるといってくれました。

リンパ球数の激減が判明

　入院して抗ガン剤を服用し、放射線治療を受け、そのあい間にPETなどの検査を続ける闘病生活がはじまりました。医師からは、「手術をしなけれ

ば治らない」、といわれていましたが、抗ガン剤と放射線治療が効いて、ほんの少しずつですが、回復へと向かっていきました。

　ところが、放射線治療の副作用で私の白血球が極端に減っていることがわかりました。抗ガン剤と放射線治療を併用することで、白血球をつくる骨髄の能力が低下する骨髄抑制がおこっていたのです。体調も少しずつよくなり、一時退院をして自宅療養という話も出ていたのですが、白血球を調べたところ、リンパ球の数が1000以下になっていました。

　リンパ球は、通常、血液1mm³あたり2200〜3000個含まれていますから、私のリンパ球の数はその半分にも満たないことになります。私のように1500を切ると感染症のおそれが非常に高くなるため、自宅療養は延期になりました。私の骨髄抑制は精巣腫瘍の治療をしていたときにおこっていたかもしれないという話も、担当医から聞きました。精巣腫瘍が胸に転移したのも、リンパ球の数が激減したことが原因だとも考えられるのです。

　その後、胸壁腫瘍の治療は順調な経過をたどり、退院して自宅療養をすることになりました。2カ月に1度の検査だけで抗ガン剤や放射線治療ももう必要がない、ということです。胸壁腫瘍が完治し、ガンがすべてなくなったわけではありませんが、すべての肋骨を取ってしまうというたいへんな手術が必要だといわれていただけに、ほんとうに嬉しい退院です。

　しかし、残っているガンと同じくらい私には気になることがありました。その後も白血球を調べると、私のリンパ球の数は相変わらず1000前後で、一向に増えていく気配はありませんでした。免疫力が落ちたままで普通の日常生活に戻れるのだろうか、という不安がありました。気がかりが残ったままの退院なのです。

友人と妻に連れられて通院

　退院して自宅療養をしていたときのことです。私の病状を案じてくれていた友人が「どんな病気も治すいい先生がいるから、いっしょに行こう」と誘っ

てくれました。友人は長年、アトピー性皮膚炎に悩まされていましたが、その先生にかかってからは、どんどん良くなっているというのです。熱心に説明する友人の話から確かにいい先生なのだとは思いました。

しかし、当時の福田先生は治療に注射針を使っていたので、とても痛そうです（現在では、電子鍼、磁気鍼、高麗針を使っているので、注射針だけを使っていたころよりは、痛みはありません）。聞いただけで私は通院するのがいやになり、友人には「痛そうだから行かない」と断りました。

私のことを考えてくれた友人は、強硬でした。彼は私の妻を味方につけ、友人は妻と二人がかりで半ば強引に私をその先生の所に引っ張っていったのです。それが福田先生との最初の出会いでした。

私はこれまでの精巣腫瘍や胸壁腫瘍の経過を先生に話しました。先生はじっと聞いていましたが、白血球減少でリンパ球の数が1000以下になったことを話すと、いきなり「退院しても、その（リンパ球の）数ではいつ死んでもおかしくない状態だぞ」といいました。

私は、初対面でしかも退院したばかりの患者に向かって、この先生はなんて無茶苦茶なことをいう人なんだと思いました。しかし、それから先生は白血球や免疫について丁寧に説明してくれたので、やっと先生の言葉の意味がわかりました。私は、先生にリンパ球の正常値や免疫に関する知識を教えてもらって、はっきりと理解することができました。先生は、リンパ球の数が増えないと、転移のおそれがあることを説明してくれて、引き続き通院するようにといいました。

痛い治療

しかし、治療は私が恐れていたとおりのものでした。痛くてたまらないのです。当時の治療法は、今とは違って、手指の爪の生え際を注射針で突くのですから、痛くないわけがないのです。痛いことを先生に訴えましたが、まったく取り合ってもらえません。指から腕、肩、それに頭の天辺と、私にとっ

て先生の治療は難行苦行、我慢我慢の時間でした。内心では「私に必要な治療かもしれないが、こんなに痛いのはもうたくさんだ。二度と来ないぞ」と自分に誓っていました。

　しかし、2度目がありました。友人と私の治療の予約日は同じ日で、友人がまた誘いに来たのです。前回同様、妻も私を福田先生の医院に連れて行くために同行です。治療は最初のときとまったく同じです。痛さもまったく変わりません。先生は注射針や電子鍼で体を刺激しながら、「どこが気持ちよくなってきた」と聞きますが、私には痛いだけです。「痛くてわからない」と素直に答えると、「まったくありがた味がわからんやつだな」と、笑いながら叱られました。「体が温まってきただろう」ともいわれましたが、そのときは痛くてわかりませんでした。ところが、2度目の治療が終わってみると、体がぽかぽかと温かくなっているのに気づいたのです。はっきりとではないのですが、心なしか体も軽く、気分もよくなったように思いました。これは、ひょっとしてと思いましたが、痛いのはやはり嫌です。3度目の予約日も通院を渋りましたが、結局友人と妻に引っ張られて治療を受けることになりました。私は福田先生に診てもらうようになって、もう10年になりますが、最初の1年は友人と妻の同行が続きました。

ガンが消えた

　先生のところへ通いながら、2カ月に1回、定期的にがんセンターで検査を受ける日々が続きました。検査結果の詳しい数値はわかりませんでしたが、担当医からガンが悪化したともいわれませんし、経過は順調のようでした。退院してから1年後には検査は半年に1回になり、私はすでに会社に復帰していました。

　ガンになった人は、ガン克服のために食事療法などを取り入れ、生活態度を改めるといいますが、私は退院直後はともかく、ガン撃退のために積極的に何かをするということはありませんでした。それどころか、以前と同じよ

うに喫煙もするし、食欲が戻ってからは好きなものを好きなだけ食べていました。

しかし、それでも毎回検査でひっかかることもなく、順調に推移したのは福田先生の治療のおかげだと思います。なにしろ、先生の治療を受ける以外に体によいことは何もしていなかったのですから。そのためか、リンパ球はまったく増えませんでした。先生のところで３カ月に１度、血液検査をして白血球の分画を調べるのですが、いつまでたっても 1000 前後にとどまっていました。先生の治療を受けはじめて３年後、がんセンターの定期検査は１年に１回になりました。それだけ、ガンの状態がよくなっていたのです。

そして、５年後のことです。がんセンターで「定期検査はもう必要ありません」といわれました。「胸壁腫瘍が治ったということですか」と確かめると、担当の医師から「そのとおりです」という言葉が返ってきました。ついにガンが消えたのです。福田先生に報告すると、ねぎらいの言葉をもらいましたが、「リンパ球の数が増加しないうちは、治療を続けるように」といわれました。

リンパ球の数が増えはじめた

福田先生の治療を受けはじめた最初のころ、先生に自律神経免疫療法の治療についてたずねたことがあります。友人のアトピー性皮膚炎と、自分の胸壁腫瘍の治療はどんなふうに違うのかが、ふと気になったからです。答えは意外なものでした。同じだというのです。

「自律神経を刺激し、リンパ球と顆粒球のバランスを整えれば、免疫力が高まる。その人に本来備わっている自己治癒力が発揮できるようになれば、どんな病気も治る。病気は自分で治すものだ。医師はそれを助けるだけだ」と先生は説明してくれました。私は友人が最初に言っていた言葉を思い出しました。

今では、友人が言っていた「どんな病気も治すいい先生」という言葉の意

味がよくわかります。私の胸壁腫瘍が完治したことが、何よりの証拠です。それに、治療に通っているうちに、私の体質も変わってきたようです。私は、子どものころから俗に言う鮫肌でしたが、先生の治療を受けているうちにその鮫肌がなくなり、いつの間にかきれいなすべすべの肌になっていたのです。
　しかし、私のリンパ球はいつまでたっても1000から増えません。あらためて、ガン治療の副作用が大きなものだったことがわかります。私は、「白血球をつくる骨髄が放射線で破壊されたのだから、もうリンパ球の数が増えることはないのかもしれない」とも考えていました。
　ところが、最近になってリンパ球の数が増えはじめたのです。1000が1200に増加し、1500にまで増えてきました。まだ、通常の数値である2200には及びませんが、それでも体調にはうれしい変化がおこりました。これまで、私はカゼをひくと体中に蕁麻疹がでて寝込んでしまい、会社を欠勤することがありました。ひどいときには、1週間も寝込むことがありました。ところが今は、カゼをひいても寝込むようなことはなくなり、会社を休むこともなくなりました。とは言うものの、リンパ球の数はまだまだ正常値に届きませんし、ガンの転移や感染症には油断ができません。
　先生は、治療をしながら私に「無病でなくても、未病でいいじゃないか」と言います。健康であることが望ましい（無病）が、少々調子が悪いところがあっても毎日を快活に生きられることが大切だ（未病）という意味です。私もそのとおりだと思っています。
　最近、先生からは、「リンパ球の数も増えてきたし、もうそろそろ（病院には）来なくていいぞ」といわれます。けれど、あれだけ嫌いだった先生の痛い治療が私の健康を支えてくれているようで、これからも引き続き治療をお願いしたいと思います。私を先生に引き合わせてくれた友人と、治療を続けるよう支えてくれた妻に感謝しています。

全摘出を告げられた乳ガンと共存できた

小原慶子（仮名，48歳）［会社員］

信じられなかった乳ガンの宣告

　自分が乳ガンだと医師から告げられたときは、本当にショックでした。私の家族や親族にはガンになった人はいません。いわゆるガン家系とは無縁です。それに、私は牛肉や豚肉など肉類は一切食べません。肉類をよく食べる人はガンになるリスクが高いと聞いていましたから、肉を食べない自分はガンにはならないだろうと思い込んでいたのです。それがどうしてガンになるのか、信じられませんでした。

　これも自分勝手な思い込みですが、私はガンになったらもう助からないというイメージを強く持っていました。ですから、ガンになった自分はもう死ぬんだと思うと、怖くて、悲しくて、混乱してしまってどうしようもなかったのです。

　私の乳ガンが見つかったのは平成18年4月のことです。会社の健康診断が発見のきっかけでした。前の年の10月に転職して今の会社に入社したのですが、それまで私は個人経営の事務所に勤めていて、健康診断もないがしろになっていたのです。

　健康診断を受けたところ、すぐに異常が発見され、精密検査を受けるように言われました。そこで県のがんセンターに行き、マンモグラフィーや血液検査などの精密検査を受け、検査結果が出た1週間後に病院に行きました。

　検査の結果は、乳ガンでした。

　たいへんショックだったことは先にお話したとおりですが、がんセンターの医師からは、「経過観察をしますから、半年後に来てください」と言われました。特に薬の処方をされたわけではなく、生活面を改めるようにという

指導もありませんでした。私は「乳ガンだからといって、すぐにどうにかなってしまうのではないんだ」と思い、気分が少し軽くなりました。

再検査はその年の12月に受けました。自分の乳ガンはさほど重くないんだという思いがあったので、翌年の1月に再検査の結果を聞きに行ったときも、それほど深刻には考えていませんでした。「家族の人と来てください、車の運転はしないように」という医師からの指示もあったのですが、私は軽く考えていましたから、自分で車を運転して、ひとりでがんセンターに行きました。

全摘手術との宣告
　ところが、医師からすぐに切除手術をするようにと言われたのです。乳ガンの石灰化もすすんでおり、全摘出が必要で、乳房を取るというのです。私はびっくりしました。これからの治療の段取りを説明する医師の話も、誰かほかの人におこった出来事のようで、自分のことだとは思えませんでした。しかも、手術の日程までその場でどんどん決まっていくのです。私の手術は7月に行うと告げられました。

　私の頭のなかはごちゃごちゃになっていました。

　「経過観察でいいくらいの軽いガンではなかったの？」、「乳房を取るくらい悪いのに、どうして手術は6カ月も先になるの？」。最後には考えるのにも疲れてしまい、「私にはガンの知識がほとんどないので、先生に従うしかない」というあきらめのような気持ちになりました。

　自宅に戻って、私は母に検査結果と手術の話をしました。友人や知人にも乳ガンが見つかったことを話しました。今から思うと、私は、乳がんのことを誰かに話すことによって、やっとのことで気分を落ち着かせていたのです。

福田先生との出会い
　私が乳ガンになったことを知った友人や知人からは、ガンと闘うためのい

ろいろなアドバイスをもらいました。ほんとうにたくさんの人が私のことを心配してくれていることを知り、みなさんに感謝しました。

　アドバイスのなかには、ガンが熱に弱いことから岩盤浴がよいという情報がありました。私は早速、岩室温泉に出掛け、そこで岩盤浴を試し、1週間に4度も5度も通いました。仕事が終わると温泉まで車を走らせ、深夜に自宅に帰ってくるという日が続くこともありました。手術は決まっていたのですが、何とか乳房を切除しないでガンを治す方法はないかと、懸命に探していたのです。

　乳ガンがわかってからは、食事療法も試しました。毎日、リンゴとニンジンをジューサーにかけて新鮮な自家製ジュースを摂るようにしたり、食事の内容を見直したりしました。ところが私には、とりたてて乳がんの自覚症状がないこともあって、食事療法は、やったりやらなかったりで、長続きはしませんでした。

　また、友人からガン治療やガン克服法といった本をたくさんもらっていましたから、一冊また一冊と読みすすめていきました。そのなかには、医師が「自分がガンになっても抗ガン剤は使わない」という発言が書かれている記事もあり、どうして自分のためには使わないような抗ガン剤を患者に使うのか疑問に思えてきました。

　私は、乳房を取るような現在のガン治療は、もしかしたら絶対ではないのかもしれない、と考えるようになっていったのです。結局、私は7月に予定していた手術をさまざまな理由をつけて先伸ばしにし、結局、最終的には手術を断りました。

　そんなときに、知人からいただいた本で福田先生を知りました。

　そこには、私より重い進行ガンや末期ガンの患者さんが福田先生の治療で回復したり、完治した事実が綴られていました。本を読みすすめるうちに「この先生なら、私の乳ガンも切らずに治してくれるのではないか」、「この先生に診てもらいたい」という思いがどんどん強くなっていきました。また、本

で福田先生を知ったのとちょうど同じころ、勤めている会社の社長からも、福田先生の自律神経免疫療法の評判を聞き、私の福田先生の治療を受けたいという思いは一層強くなりました。

　けれど、福田先生を紹介している本には、「福田先生は予約患者で一杯で、新患の受付はしていない」、とも書かれていました。それでも、どうしてもこの先生に診てもらいたいと思うようになっていた私は、福田医院に連絡を取りました。結果は本に書いてあったとおりに、「いまは新患は診られない」との回答でした。

　電話に出てくださった方から、自律免疫療法を行っている別の病院を紹介されましたが、その病院の所在地は東京で、私はとても受診することはできません。乳ガンというたいへんな病気にかかわることですが、東京まで治療に行くためには仕事に支障が出るおそれがあります。今、職を失ってしまえば、ガンを持った人間を新規で雇ってくれるところはないでしょう。仕方なく私は、残念ではありましたが、予約に空きができたら診てほしい旨を告げて電話を切りました。

　それから、しばらくして、福田医院から、予約をキャンセルした人があり、空きができたという電話が掛かってきたのです。まだ診察を希望するかと問われた私は、その場ですぐに予約を入れ、先生に診てもらうことになりました。平成19年の10月のことです。

聞きたかった言葉

　診察室でひととおり私の経過説明を聞いた先生が、まず最初に私に言った言葉は、「大丈夫だぞ。治るぞ」でした。

　その言葉を聞いた途端に、私のなかで張り詰めていたものがすべて砕けて、涙が止まらなくなりました。乳ガンが見つかってからこれまでの間、検査を続ける医師、診断を下した医師をはじめ、誰も私にそんなことは言ってくれませんでした。私は医師にこんなふうに言ってもらいたかったのです。私の

心のなかに大きな希望の灯が点ったように思いました。

　先生の治療方法は本で読んで知っていましたが、実際に受けてみると、とても痛いものでした。つむじから首、肩、胸、背中、足へと磁気鍼で刺激したところは、あざのようになりました。先生は、「ここが詰まっている」、「頭のうっ血がひどいな」、「本当に悪いのはここだ」とぶつぶつ言いながら治療をします。

　先生は時折、「どうだ体が温まってきただろう？」と聞き、「診察室に入ってきたときと、顔色が全然違う」と治療の効果を自分で確かめるように言います。私はそんな先生の治療を受けながら、今まで検査や診察を受けてきた医師との違いを考えていました。

　机のコンピューター画面とにらめっこをしたまま、患者である私をろくに見もしないで処方箋を書いて終わり、という治療がほとんどでした。ところが、先生は私の全身を見て、触って、治療方針を立て、治療のときも、立ったりしゃがんだり、私の病気に全身で挑んでいるようです。治療にはおよそ30分かかりました。

　治療の最後に、正常なリンパ球数は35〜41％のところ、私のリンパ球数が45％を超えているため、リンパ球の数を減らして顆粒球を上げるために、これまでの食生活を改めるように、特に甘いものは極力控えるようにという指導がありました。またこれから、1週間に1回通うようにと言われたのですが、内心では仕事のこともあるし、困ったなと思いました。早速、勤務先に戻って、社長に通院のことを相談したところ、快く承諾してくれました。私の治療のために、さまざまな便宜をはかってくださった社長には感謝しています。

ガンには負けられない

　福田先生の治療に通いながら、ガンの経過検査でほかの病院に行くことがあります。先生の医院では血液検査はできますが、マンモグラフィー検査が

できないため、3カ月に1度、ほかの病院で検査をしてもらうのです。そうすると、決まってその病院の医師から「このままでは危ないから、早く手術をしたほうがいい」と言われます。でも、先生の治療を受け始めてから4年が経った現在でも、乳ガンの進行は抑えられているようで、良くもなりませんが悪くもなりません。時折、乳房にしこりができることがありますが、先生の治療を受けると、しこりは消え、元のやわらかい乳房に戻ります。

　今でも先生のところで月に2回の治療を受けていますが、ガンのことは普段の生活では忘れています。生活も今までどおり、8時半に出社し、5時半に退社するという定時の勤務を続け、ふつうに残業もこなしていられます。

　乳ガンはなくなりませんが、体調は以前にくらべてよくなったかも知れません。先生の治療を受けるようになってから、カゼで休むことも、寝込むこともなくなりました。それだけ体に抵抗力がついたのだろうと思います。それに、気持ちが前向きになったことが大きいと思います。

　先生からは、診察のたびに「医師が助けられるのは5％だ。あとは自分で治すんだ」と言われますが、「そうだ。ガンには負けられない。自分で治そう」という気力を持つことができるようになりました。乳ガンを知ったときは、ずっと落ちこんで暗くなっていましたが、今では自宅でも、仕事場でも笑いがたくさん出るようになりました。最近では、乳ガンが消えるに越したことはありませんが、私に悪さをしないなら私はガンと共存して生きていけばいいと思うようになりました。福田先生に出会って、病気治療で助けていただいていることはもちろんですが、ガンがあっても快活に生きる生き方を先生に教えていただいたことに感謝しています。

第4章

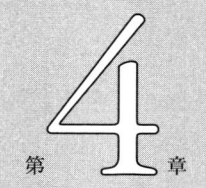

済陽式食事療法の実際

済陽高穂

済陽式食事療法の実績

　適切な３大療法（手術・抗ガン剤・放射線療法）を組み合わせることで、食事療法によるガンからの回復は可能です。
　消化器外科医である私がガンの食事療法に取り組み始めてから、およそ17年になりますが、その間、進行ガン、末期ガンで絶望視されていた人を含め、多くのガン患者さんが食事療法を積極的に取り入れることでガンを克服しています。
　まず、最近の例を紹介します。

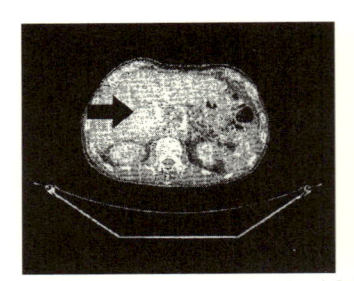

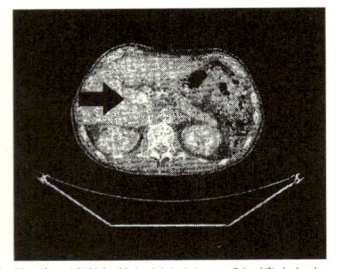

受診時（左＝2010年6月）7センチあった肝細胞ガンが半年後には2.5センチに縮小した（右＝2010年12月）

写真4-1　晩期肝臓ガンが縮小した例―PET/CT画像

晩期直腸ガンが９カ月で完全に回復
症例１　晩期直腸ガン・肝多発転移　38歳　女性
初診　平成22年10月
経過　平成22年9月、下血が出現したので受診。診断結果は、肝臓内約20箇所に転移した進行直腸ガンで根治切除不能であり、余命8カ月と宣

告されました。地区の総合病院で化学療法を受けながら、食事療法を併用し、徹底的な無塩、玄米・菜食療法を実施したところ、9カ月後には肝臓への転移巣はすべて消失し、完治しました。

治療の概要　患者さんは、地区の総合病院から化学療法に用いる薬剤投与のための皮下静脈注入ポートを右胸壁に留置し、強力な抗ガン剤の投与を受けました。

月に2回、点滴により抗ガン剤を静脈注射し、合計12回実施しました。大腸内視鏡検査によれば原発巣は著名に縮小し、生検でも悪性細胞は認められませんでしたが、内視鏡的には明らかにガンは残存していると考えられました。胸部CT画像では、肺への転移が存在する可能性も指摘されていました。

このような状態で、化学療法と同時に済陽式食事療法を徹底させたところ、平成23年7月には、病変はほとんど消えてしまい、同年8月の西台クリニックでのPET-CT検査では、肝臓に20個もあったガン病巣もまったく認められませんでした。

根治切除不能とまで診断されていたガンの患者さんが、抗ガン剤と食事療法で完治した典型的なケースです。

2010年10月　　　　2011年8月

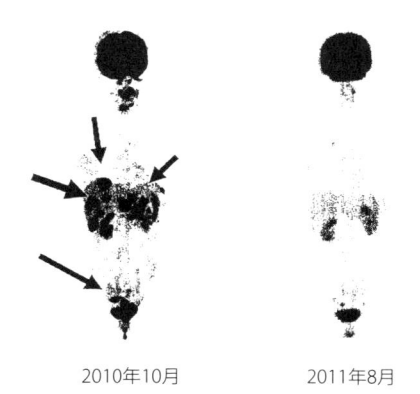

写真4-2　直腸ガン・肝多発転移で根治切除不能だった38歳の女性。抗ガン剤と食事療法で10カ月後、完治。

進行食道ガンが消えた

症例2 食道ガン　67歳　男性
初診 平成22年7月
経過 成人病検診で食道ガンと診断され、検査で食道の前壁に約3cmの腫瘍が認められました。リンパ節転移も広範にあり、ステージはIV期で手術不能、根治困難の状態でした。

すでに大学病院でCDDP（シスプラチン）を用いた抗ガン剤療法を始めていましたが、ほかの治療法も知りたいとのことで、私のクリニックにセカンドオピニオンをとるために来院されました。ご本人は「抗ガン剤だけでは不安」で食事療法に関心を持たれたようです。

治療の概要 たいへんに厳しい状態の患者さんでしたが、徹底した済陽式食事療法を指導したところ、劇的な変化が起こりました。2カ月半で3cmのガン病変は消失し、周堤（ガン周辺の堤防状の盛り上がり）も消え、ほぼ治癒しました。

担当医は非常に驚いていましたが、この症例は3大療法と済陽式食事療法との併用で顕著な効果がみられた好例だと思います。

再発し、転移した何カ所ものガンが消えた

症例3 肺ガン切除後、脊椎、縦隔リンパ節に転移、再発　64歳　男性
初診 平成22年1月
経過 平成17年に市民検診で肺ガンと診断され、右肺切除手術を行う。その後、平成21年8月に第三腰椎と縦隔リンパ節（左右の肺に挟まれたリンパ節）に転移し、PET（陽電子放射断層撮影）検査で転移巣は7カ所が認められました。さらに、同年12月には胸腔鏡検査で肺ガンの再発も認められました。手術不能で抗ガン剤療法での治療が始まりました。患者さんは抗ガン剤治療を始めるにあたって、担当の医師から「抗ガン剤療法の有効率は2割前後」であることを告げられていたそうです。そこで、ほかのガンの治

療法を探索したところ、済陽式食事療法を知り、セカンドオピニオンとして私のクリニックを受診したとのことでした。

治療の概要　再発ガンでの治療は、患者さんの免疫能が低下しているため、初発の治療に比べ難しいものになります。主治医からの経口抗ガン剤の投与に並行して、私は徹底した食事療法の指導をしました。

その結果、8カ月後のPET検査では7カ所あった転移巣や再発した肺ガンの病巣のほとんどが消失しました（図版：PET／CT画像参照）。

2010年1月15日　　　　2010年9月16日

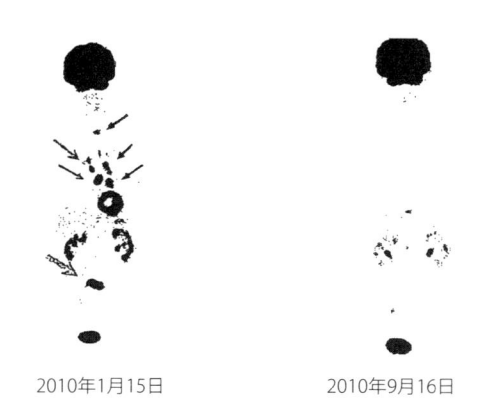

写真4-3　64歳・男性　再発した肺ガンが改善した例—PET/CT画像

脊椎に転移したガンは、抗ガン剤が効きにくいことで知られています。しかし、済陽式食事療法での同部位のガンの改善は14例中10例、7割以上の改善率があります。食事療法の優れた特徴の一つに、食事を通じて患者さんの免疫能を上げることで、こうした従来治療の手が届きにくいと考えられていた部位でも治療効果を上げ、改善や治癒をもたらすことができるという点があります。体内の代謝が改善され、白血球、リンパ球数が増加し、NK細胞が活性化することで体の免疫力を一気に高めることができ、患者さん自身の治癒力でガンが改善していくのです。

済陽式食事療法のさまざまなガンに対する根治・改善を合わせた有効率は、現在までの統計で64.5％にのぼります。部位別の内訳は図表3-1のとおりです。

表4-1　栄養・代謝指導例　治療成績

CR＋PR：(30＋106) /211＝64.5％

臓器別症例数		CR	PR	NC	PD	死亡
胃	30	3	15		1	11
大腸	60	4	32	1	2	21
肝臓	8	2	3		1	2
膵臓	13	1	5		2	5
胆道	9	1	3		1	4
食道	7	2	1			4
前立腺	17	7	8			2
乳がん	26	6	13	1	1	5
リンパ腫	12	1	10			1
その他	29	3	16		2	8
総計	211	30	106	2	10	63

（2010年、平均観察期間　3カ年半）

CR（Complete Response）：完全寛解。すべての病変の100％縮小（消失）が4週間以上持続した状態。
PR（Partial Response）：部分寛解。病変の50％以上の縮小が4週間以上持続した状態。
NC（No Change）：不変。PRとするには腫瘍の縮小が不十分。PDとするには腫瘍の増大が不十分の状態。
PD（Progressive Disease）：進行・増悪。最も縮小した状態から、25％以上の増大または新病巣の出現。

　この統計を調査した患者さんの約半数が晩期ガンを含む進行ガンで手術の適用外とされた例で、残りの約4割が再発ガンや遠隔転移（離れた臓器・部位への転移）ガンの例です。最後の1割は早期ガンですが、全身数カ所に病巣が広がった多重ガンです。いずれも根治手術が難しい症例ですが、食事療法を取り入れることでここまでガンを改善・治癒することができるのです。
　また、食事療法は全身の免疫能を向上させますから、ガンだけではなく、併発する病気にも有効です。

メタボリックシンドローム（内臓脂肪症候群）や脂質異常症（高脂血症）、高血圧症、糖尿病などの慢性疾患に改善例は数多くみられ、関節リウマチや狭心症などの改善もあります。また、花粉症などのアレルギー疾患の改善・治癒の例もあります。
　これらの多岐にわたる症例は、済陽式食事療法が、ガン治療だけではなく、免疫力の向上・維持という、人間にもともと備わっている自己治癒能力を引き出した結果です。
　ガンにはそもそも生活習慣病の側面があります。ガンが発症したということは、それまでの生活習慣、なかでも食習慣を見直すようシグナルがともったと考えるべきです。たとえ、治療を継続したとしても、食生活をあらためなければ、病気を助長する要因は残されたままになります。
　ですから、今までの食生活から自然治癒力を高める食習慣へと改善することが治療の基礎になります。
　これからの医療は「治してあげる」という医師側の理論だけでは限界があるだろうと私も考えています。現代医学では根治が難しく克服できないガンなどの病気に対抗するには、個人の免疫能を上げることで患者さん自身の「自分で治る力」をつけ、「自らの治癒力で治す」ことにつきるのです。

先進国中、日本でのみ増加するガン死

　1981年に脳血管疾患を抜き、ガンは日本人の死亡原因の1位になり、今や日本人の2人に1人がガンにかかり、3人に1人がガンで亡くなっています。
　現在、日本のガン患者数は約300万人ですが、2015年にはおよそ1.5倍の540万人にまで増加することが予想され、いわゆる「ガンの2015年問題」といわれ、ガンは社会問題の様相を呈しています。

厚生労働省が調査した人口動態統計によると、2010年の年間死亡者数は119万4000人、そのうち約35万3000人がガン（統計上の呼称は「悪性新生物」）で亡くなっています。死亡率では1位、全死因の約3割を占めています。1980年の統計に表れたガンによる死亡は16万1747人ですから、ここ30年ほどで2倍以上になりました。平成22年の死亡原因2位の心疾患が18万9000人、3位の脳血管疾患が12万3000人ですから、この2つを足してもガンにはおよばず、いかにとびぬけた数字であるかがわかります。ガンで亡くなる人の数は増える一方なのです。

表4-2　平成22年人口動態統計

死因順位		第1位	第2位	第3位
昭和55年 (1980)	死因	脳血管疾患	悪性新生物	心疾患
	死亡数	162,317	161,764	123,505
平成2年 (1990)	死因	悪性新生物	心疾患	脳血管疾患
	死亡数	217,413	165,478	121,944
平成12年 (2000)	死因	悪性新生物	心疾患	脳血管疾患
	死亡数	295,484	146,741	132,529
平成21年 (2009)	死因	悪性新生物	心疾患	脳血管疾患
	死亡数	344,105	180,745	122,350
平成22年 (2010)	死因	悪性新生物	心疾患	脳血管疾患
	死亡数	353,499	189,360	123,461

　こうしたガンによる死亡の増加は、世界的な趨勢のように思われるかもし

れません。しかし、そうではありません。アメリカ、イギリスなどのほかの先進諸国では罹患率も死亡率も減少し、現在ガンは減少傾向にあります。世界のなかで、日本は未だに顕著にガンが増加している国なのです。

　もともと日本は「ガンの少ない国」でした。しかし、1990年代に入って急激に増加し、その勢いは現在も続いています。その原因のひとつとしてよく引き合いにだされるのが日本人の食生活の変化、とくに食の欧米化です。ところが、ガンは本家の欧米ではすでに減少傾向にあります。このことは、何を意味しているのでしょうか。

　アメリカを例にみてみましょう。

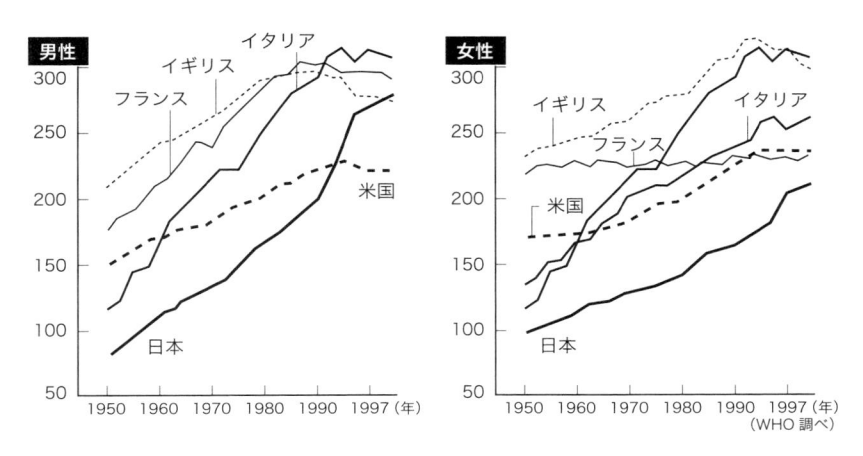

図4-1　ガン死亡率の国際比較（人口10万対）

マクガバン・レポートの衝撃

　アメリカのガンの死亡率は、1992年を境に減少に転じました。このき

っかけをつくったのが「アメリカ合衆国・上院栄養問題特別委員会報告書 (1997)」です。この報告書は、当時、この委員会の責任者を務めていたジョージ・マクガバン上院議員の名を取り、「マグガバン・レポート」の名で知られています。

　当時のアメリカは、心疾患、ガン、脳卒中、糖尿病などの生活習慣病が急増し、国民医療費の増大が国家財政を圧迫していました。こうした時局に、「医学の進歩があるのに、なぜ生活習慣病の増加を抑えられないのか」をテーマに設置されたのが前述の委員会です。

　委員長のマクガバンは、医療・栄養の専門家3000人を集め、アメリカ国民の健康と食事について徹底的な調査と考察を2年にわたって行い、5000ページという詳細かつ膨大なレポートを議会に提出しました。このマクガバン・レポートによって、健康にからむ食の問題が初めて浮き彫りにされました。

　当時のアメリカは、ハンバーガーやビーフステーキなどの肉食中心の高脂肪・高カロリーの食生活が蔓延していました。そして、レポートは「ガンや慢性病は、肉食中心の誤った食生活が原因で、薬では治らない」と断じ、この事実を素直に認め、穀物や野菜、果物を多く摂る食生活への改善が急務であると提言しました。

　このマクガバン・レポートの提言が、これ以後現在までのアメリカの食生活の基盤となっています。

　1980年には早速、アメリカ食品医薬品局による「ヘルシーピープル計画 (Explanation of Healthy people on the Healthystyle)」という健康政策が始まりました。健康・医療・食事に関するさまざまな数値目標、具体的な手段が設定され、10年を単位として検証し、改善が続けられ、現在も第四次「ヘルシーピープル2020」として継続されています。その中には、ガンの一次予防としての脂肪の摂取制限・高食物繊維食品の摂取量目標の設定などの栄養の改善と喫煙率の減少、ガンの早期発見・早期治療のための普及などが盛り込まれています。

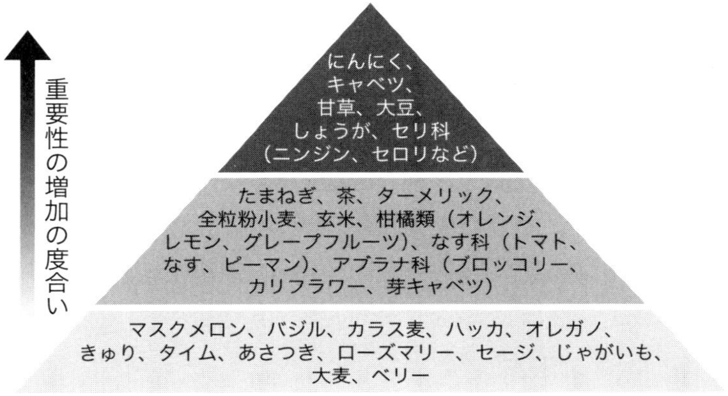

第 4 章　済陽式食事療法の実際

重要性の増加の度合い

にんにく、
キャベツ、
甘草、大豆、
しょうが、セリ科
（ニンジン、セロリなど）

たまねぎ、茶、ターメリック、
全粒粉小麦、玄米、柑橘類（オレンジ、
レモン、グレープフルーツ）、なす科（トマト、
なす、ピーマン）、アブラナ科（ブロッコリー、
カリフラワー、芽キャベツ）

マスクメロン、バジル、カラス麦、ハッカ、オレガノ、
きゅり、タイム、あさつき、ローズマリー、セージ、じゃがいも、
大麦、ベリー

図4-2　デザイナーフーズ・ピラミッド—アメリカ国立ガン研究所［NCI］1990 年

　さらに、1990 年には、アメリカ国立ガン研究所が、植物性食品の成分や作用、代謝を調査し、ガン予防に有効な野菜や果物、穀類、香辛料などをまとめた「デザイナーズフーズ計画」を発表。食品を通じたガン予防のために、植物性食品の積極的な摂取を呼びかけました。
　翌 1991 年には、アメリカ国立ガン研究所と農産物健康増進基金（ＰＢＨ）が低脂肪・高食物繊維食品の摂取を定着させるために「５ Ａ ＤＡＹ運動」を実施しました。ガン研究所のデータを基に、国民に一日に５皿以上の野菜と果物を食べるよう求めた、スーパーマーケットなどの小売店も参加した官民一体の全米キャンペーンです。
　こうした健康施策は、アポロ計画の宇宙事業に次ぐ規模の国家事業として取り組まれ、その結果は大きく実りました。直近の 20 年でアメリカの個人当たりの野菜摂取量は増加し、食生活の改善はマクガバン・レポートが示したように生活習慣病の罹患率やガン死亡率の減少へとつながったのです。

ガン予防の原点

　また、ガンの発生要因の研究では、英国オックスフォード大学の教授、リチャード・ドール博士の有名な疫学調査があります。1981年に発表された「ガンの外的発生要因」では、「アメリカ人のガンの原因の35％は食事、30％は喫煙にあると発表しました。アルコールや添加物などを含めると、ガン発生の要因の50％を食品に求めることができます。

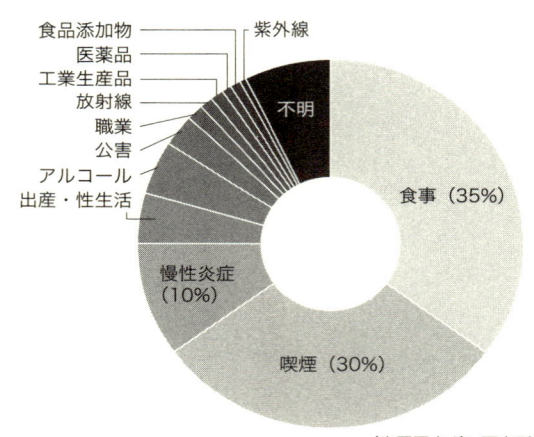

（米国国立ガン研究所、1981年、Sir R.Doll）

図4-3　ドール卿によるガンの発生要因分析

　当時は、ガンの罹患は遺伝的要素が強いと考えられていたのですが、ドール博士の調査により、ガンは食生活などの生活習慣の改善により、6～7割は予防することが可能であるという認識が広がったのです。今ではガン予防の常識ともいえるこうした発ガン要因の忌避は、ドール博士の業績によるも

のです。

日本人の食生活の変化

日本人の食生活は3回変化した

　ひるがえって、われわれ日本人の食生活をみてみましょう。

　日本人の食生活は米を主食、野菜や魚介類を主菜にした食事が本来のものでした。大きく変化した時期が3度あります。1つめが明治維新です。肉食の習慣が欧米から流入し、牛や豚が食膳に上るようになりました。2つめが敗戦直後です。欧米人の体格との比較による劣等感から、肉中心の食事を推奨した時期です。このころから、日本全体に食の欧米化が広がっていきました。そして、3つめが1971年のアメリカのハンバーガーチェーン店の上陸です。手軽に安く肉食するファストフードの登場は、高脂肪・高カロリー食品の常食を当たり前にしました。このころ、フライドチキンやステーキ、ピザ、アイスクリームなどの海外資本のチェーン店がこぞって日本で店舗展開を始め、日本の食事の欧米化は決定的なものとなりました。

沖縄県の「26ショック」

　こうした食の変化は健康へ大きな悪影響を与えています。その代表的なものが沖縄県で起こった「26ショック」でしょう。

　沖縄県は全国一の健康長寿を誇っていました。ところが、2000年に沖縄県の男性の平均寿命が1位から全国平均以下の26位へと急落したのです。この事実は「沖縄26ショック」と呼ばれ、大きな話題になりました。

　沖縄は米軍占領以来、若い世代を中心に伝統食からファストフード、ステーキなどの肉中心の食事が浸透し、肥満や生活習慣病が増え、平均寿命が短

くなっていったのです。平成19年の調査でも25位とふるわず、現在は県をあげて健康寿命の延伸と生活の質の向上を目的にした指針を作成し、健康づくりの再建に取り組んでいます。

　こうした問題は、沖縄だけのものではありません。厚生労働省の調査報告によれば、1960年から2000年の40年間で、米や野菜の消費量は半分以下に減少し、逆に肉類や牛乳・乳製品が4倍に増えていることがわかります。伝統食を捨てたのは、沖縄だけではなかったのです。日本全国で従来の米・野菜中心の食事を欧米式の肉類中心の食事にすり替わってしまったのです。皮肉なことに今では、アメリカが肉類中心の食事から野菜を多く摂るように転換し、野菜の消費量は日米で逆転しています。

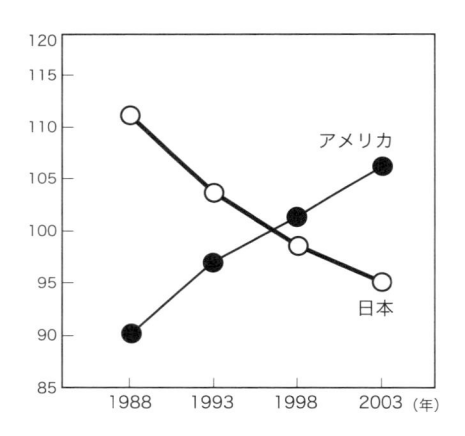

図4-4　野菜摂取量の日米比較〜農林水産省「食糧需給表」、ＦＡＯ「Food Balance Sheets」

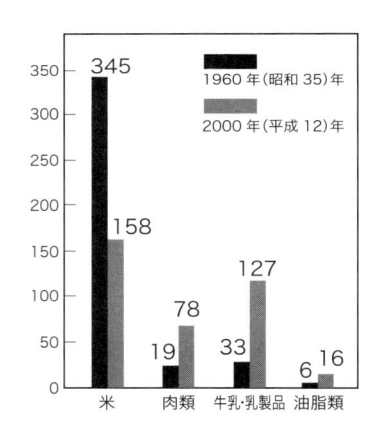

図4-5　日本人の食生活の変化─厚生労働省資料

　ガンの予防に有効とされる食物繊維の摂取量も、戦後まもなくの1日27〜28gから、今ではその半分程度となり、1日の目標となる必要量20gを大きく下回っています。

こうした日本人の高脂質・高カロリーへの食生活の変化とガンの増加率は手を携えて増加してきました。この食生活の変化に歯止めをかけない限り、ガン患者は今後も増え続けていきます。

5年生存率52％のショック

私は消化器系を専門に、これまでの30年間で4000例以上の手術をしてきました。そのおよそ半分がガン患者さんです。そもそも私は「ガンを治す医者になりたい」と志して医学部に入学しました。そのころの日本では胃ガンがガン死のトップだったことから、卒業後は最先端の技術を身につけるためにアメリカに留学しました。向こうでは、外科医として手術もしていましたが、これは日本人医師としては稀なことでした。

帰国後は東京女子医科大学病院の助教授に就任し、都立荏原病院の外科部長を経て、都立大塚病院副院長と千葉大学医学部臨床教授を兼任、2008年より西台クリニックの院長として現在に至ります。このように私は、常にガンを含めた消化器系疾患の第一線で治療を続けてきました。

そんななか、荏原病院に赴任して8年目、2002年に同病院で自分や後輩が行った「消化器ガン」の治療成績をまとめることになりました。

内訳は、胃ガン487例、大腸ガン623例、胆道ガン73例、肝臓ガン143例、膵臓ガン80例、合計1406例です。進行度はさまざまですが、いずれも根治手術ができた患者さんです。

結果は、「5年生存率52％」で、この結果には愕然としました。

手術の結果、病巣を取りきったのにもかかわらず、手術後5年目を迎えることなく、48％の人が亡くなっていました。最先端の現代医学の技術を駆使しての治療結果がこれです。100％は無理にしても70％はいくだろうと

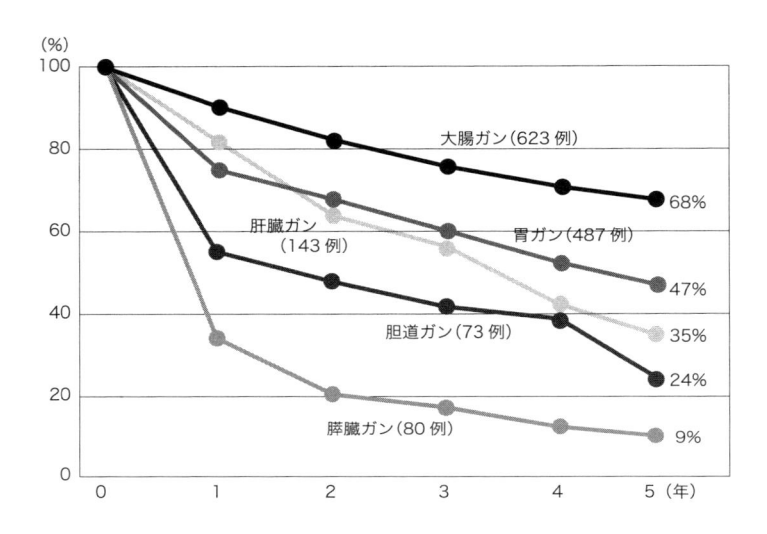

図4-6 消化器ガン手術後5年生存率—都立荏原病院、2002年データ

考えていた私には、この結果はとても納得できるものではありませんでした。

食事療法研究のきっかけ

　この厳しい現実から三大療法だけによる治療の限界を感じた私は、ガン治療のあり方を根本から考え直すようになっていったのです。17年前、私は大きなヒントとなる症例に出会っていました。たて続けに3例、治癒が望めないと思われたガンが小さくなったり、消えてしまったりしたケースに遭遇したのです。
　肝臓ガンのAさん（56歳）は慢性肝炎を経て肝臓に4カ所のガンを発症し、肝臓の余力を鑑み、2カ所が切除できませんでした。手術後は肝動注ポート

療法を行っていましたが、取り残したガンが大きく、効果は疑問でした。現代医学の常識からは、余命数カ月という状態です。家族の希望もあり、残された時間は自宅で過ごすことを選択されました。

ところが、経過を診るための定期診断で来院されるごとに、Aさんのガンは小さくなっていきました。

驚いて話を聞くと、この間自宅で奥さんが徹底した食事療法をしていることがわかりました。毎日、玄米を主食に10種類以上の野菜・果物、キノコ、海藻、ハチミツ、納豆などを摂り、好きだった酒は一切断ったということです。1年半後のCT検査で、Aさんのガンは消えていることが確認できました。

これは、現代医学では理解できない現象です。ガンの自然治癒例は以前から報告がありましたが、手術や抗ガン剤で治癒できなかったガンがなぜ食事療法で消えるのか、私は何が起こっているのかわからないまま半信半疑でいました。

ところがこうした徹底した食事療法で治癒した例が、肝臓ガンのAさんばかりではなく、手術不能・抗ガン剤投与の肺ガンの患者さん、晩期前立腺ガンの患者さんと続きました。

私がガンと食事療法について研究を開始したのは、当時のこうした事例がきっかけとなったのです。

ガンの4大原因

私が食事療法の研究と臨床現場での経験から、ガンの原因としてとくに注目したのが以下の4つです。

(1) **塩分の過剰摂取**

塩分の過剰摂取は、とくに胃ガンの発生と密接な関係にあります。

　塩分を過剰に摂り続けると胃壁が慢性的に荒れ、そのたびに胃壁の修復が繰り返されます。どの組織にもいえることですが、修復を頻繁に繰り返すほど、DNA複製のミスコピーの確率は上がり、発ガンの可能性は高まります。また、胃壁が荒れることで胃ガンの一因となるピロリ菌（ヘリコバクター・ピロリ）の棲息条件を整えてしまうことから、胃ガンのリスクは高まります。

　実際に、塩分の摂取量が減った国や地域では胃ガンが激減している事実があります。最も有名な例として指摘できるのは、官民一体で実施した秋田県の減塩運動です。1960年当時の秋田県の平均塩分摂取量は1日平均22gで、全国平均16g（現在の厚労省の塩分目標摂取量は1日平均9g未満）を大きく上回っていました。県をあげての減塩運動の結果、現在では脳卒中などの脳血管疾患は半減、胃ガンの発生率は3分の1（女性は4分の1）に急減しました。

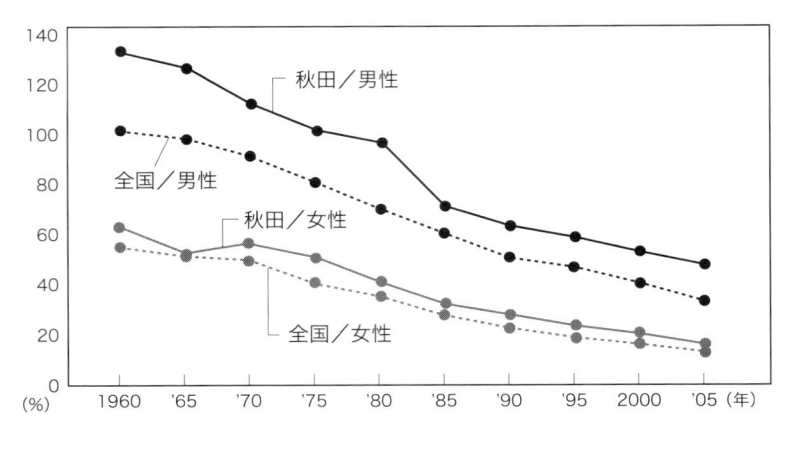

図4-7　秋田県の胃ガン死亡率（人口10万対）の推移

　また、塩分の過剰摂取は体内のカリウムとナトリウムのミネラルバランス

を崩し、細胞レベルの代謝の乱れを引き起こします。このことは、発ガンリスクを高めるだけではなく、生活習慣病や慢性病の発症・悪化につながると考えられます。

　私は済陽式食事療法を確立する際に、塩分摂取量を１日５ｇを目安とするよう低く設定しています。

(2)　クエン酸回路の障害

　人間の体には「クエン酸回路」というエネルギー代謝の回路があります。細胞のミトコンドリア内に存在しています。糖質（炭水化物）を主材料として、連続的な物質変化（代謝）によって「ATP」と呼ばれるエネルギー物質を生みだしています。このクエン酸回路が円滑に働いていれば、エネルギーはどんどん生みだされていきますが、その働きが低下したり、なんらかの障害を起こすと体はエネルギー不足に陥ります。疲労が回復できないほどに深刻化すれば、生命の維持も危ぶまれます。

　ATPの不足はガンの発症・増殖にも関係しています。(1)で説明した細胞内外のミネラルバランスの維持にもATPは不可欠だからです。クエン酸回路を活性化させるにはビタミンB群、とくにビタミンB１が大切です。これらを豊富に含む玄米や胚芽米など穀物の胚芽成分、豆腐や納豆などの大豆製品を積極的に摂ることが大事です。

(3)　過剰な活性酸素の発生

　ガンだけでなく、あらゆる生活習慣病の原因として、近年クローズアップされているのが活性酸素です。活性酸素とはひと言でいえば、エネルギーの「燃えカス」です。食事で取った栄養素と呼吸で得た酸素などは前述のクエン酸回路などのエネルギー代謝で燃やされ、エネルギーを作り出します。

　このときの燃えカスが活性酸素です。この活性酸素が体内を暴れまわり、細胞をどんどん酸化させていきます。DNAを酸化された細胞は傷つき、ガ

ン化したり、老化の原因になってしまいます。

　その凶暴ぶりは、とどまることを知らず、人体のあらゆる臓器・器官に危害を加え、主要な病気や疾患を引き起こす直接・間接の原因になっていきます。

　これに対するのが「抗酸化物質」です。ビタミンA・C・Eやファイトケミカルなどはその代表格です。これらは新鮮な野菜・果物に多く含まれています。済陽式食事療法は抗酸化の意味からも、この野菜・果物ジュースの大量摂取をすすめています。

(4)　動物性タンパク質・脂肪の過剰摂取

　発がんリスクを高める食品のなかでも最高位に位置するのが牛肉・豚肉・羊肉などの四足歩行動物の食肉です。

　アメリカ・コーネル大学のT・コリン・キャンベル教授は30年間の実験・研究から「過剰なアニマルプロテイン（四足歩行動物のタンパク質）は、あらゆる食材の中で最も発ガン性が高い」ことをつきとめています。

　タンパク質そのものは、体を構成・維持する栄養素として不可欠なものですが、アニマルプロテインはその組成から、消化吸収において非常に分解し難い側面があります。

　タンパク質は体内の成分の中ではほかの物質に比べ桁はずれに大きく、肝臓で構成成分のアミノ酸にまで分解し、必要に応じて再合成しています。アニマルプロテインの過剰な摂取は、この肝臓での分解・再合成を頻繁にすることで、DNA複製のミスコピーの確率を上げ、結果的に発ガンリスクを高めます。

　この動物性食品の発ガンリスクは、アメリカ・ハーバード大学のウォルター・ウィレット教授の牛赤身肉の摂取量と大腸ガンの発生率の関係を調べた疫学調査からも裏付けされています。調査では、毎日牛赤身肉を摂る人は、月に1回未満しか摂らない人に比べ、大腸ガンの発生率が2.5倍、週2～4回摂る人でも1.5倍になることを明らかにしています。

また、動物性脂肪の過剰摂取は、LDL（低比重リポタンパク）コレステロールの増加から動脈硬化の原因となります。

　LDLコレステロールは体内の活性酸素と結合し、酸化LDLに変化します。酸化LDLは小型で毒性が強く、血管壁内部に侵入し組織を損傷します。このとき、免疫細胞のマクロファージが酸化LDLを食作用（貪食作用：細菌、ウイルスなどの異物を取り込み除去する作用）で処理します。処理のために酸化LDLを次々に取り込んだマクロファージは膨張します。これが泡沫細胞で、最後には破裂し、死滅します。

　見事な免疫システムですが、人体にとってこの有用な作用も、逆に困ったことを引き起こします。泡沫細胞の残骸が血管内に沈着を続けることで、血管を狭くします。この状態が粥状硬化（アテローム性動脈硬化）で、心筋梗塞や脳梗塞を引き起こす大きな原因となるのです。また、こうした酸化LDLの発生はひいては、ガンの発生とも関係します。

　マクロファージはNK細胞（ナチュラルキラー細胞：免疫の主要因子である細胞傷害性リンパ球の１種）とともに、免疫システムの中核をなしている存在です。毎日数千個発生するガン細胞の除去は、マクロファージの働きに負うところも多いのです。しかし、体内には無尽蔵にマクロファージがあるわけではありません。動物性脂肪の過剰摂取から酸化LDLが増加し、その処理にマクロファージが忙殺されることになれば、他の細菌やウイルスなどの有害な異物の処理はおろそかになります。つまり、免疫力が低下し、結果的に感染症はもちろん、ガンの発生、転移、再発の危険性が高まります。

　脂肪摂取量の多い人は、乳ガンや前立腺ガンの発症が多くなることが統計で出ており、日本でも肉食が盛んになるにつれ、この種のガンの発症が増えてきています。

　同じ食肉である鶏肉では、LDLコレステロールの増加が比較的少なく、魚介類ではさらにリスクが低くなります。そこで、済陽式食事療法では、牛肉・豚肉を制限し、少量の鶏肉や魚介類の摂取をすすめています。

野菜・果物、海藻・キノコ類の摂取

　これらを体内に取り入れることは、免疫機能を維持向上させ、代謝機能の調整に役立ちます。

大量の野菜・果物の摂取
　野菜や果物の健康維持、健康増進効果はマクガバン・レポートでも指摘され、多くの研究結果からガン対策や生活習慣病予防に有用であることが報告されています。
　野菜や果物には、さまざまなファイトケミカル（pytochemical：植物栄養素）が含まれています。なかでもイソフラボンやアントシアニンなど、強力な抗酸化作用のあるポリフェノール類はよく知られていますが、ほかにも抗ガン作用のあるスルフォラファンなどのイソチアシオネート類、免疫機能を向上させるβグルカンなどの多糖類などのファイトケミカルが多く含まれています。また、各種のビタミン、ミネラル、食物繊維、酵素も豊富で、代謝の調整や免疫力の向上に大きく寄与します。前述したデザイナーフーズも、こうしたファイトケミカルを特定し、ガン対策に有効な野菜や果物を決定しています。
　ただし、こうしたファイトケミカルは、加熱することで失活するものが多く、生で摂るのが最良です。しかし、そのままでは大量に摂取することが難しいことから、済陽式食事療法ではジュースにして摂るようにすすめているのです。

免疫賦活、代謝調整に有効な食品の摂取
　済陽式食事療法では、後でのべるように海藻やキノコ、未精白の穀類など

の食品を取り入れています。こうした食品は、いずれも免疫力の向上や代謝機能の調整に有用なものを探索した結果、採用したものです。

また、済陽式食事療法が他の食事療法と異なる点は、ヨーグルトなどの乳製品の摂取をすすめていることです。ヨーグルトには腸管内の乳酸菌を増やし、腸内環境を整え、免疫力を向上させることから、とくに取り入れています。（詳細は140ページ「腸管免疫」）

ガンの３大療法と済陽式食事療法の関係

具体的な済陽式食事療法を解説する前に、現代医療におけるガン３大療法（手術、放射線治療、抗ガン剤治療）と食事療法の関わりから説明します。

手術

私は手術で取れるガンは、迷うことなく手術で取るべきだと考えています。ガン治療の基本は、ガンを根こそぎ除去することです。

胃ガンを例にとると、早期にⅠ期で発見し、手術を実施すれば５年生存率は98％と、ほとんどの人は治癒することができます。

現在は手術の技術も進み、早期ガンであれば、口から入れた内視鏡や、腹部に10mm程度の穴を開けるだけですむ腹腔鏡手術により、開腹せずに手術をすることができます。こうした「切らずにすむ手術」は体への負担や免疫へのダメージが少なく、回復も早くなります。ただし、ガンを発症させてしまった体質を改善し、ガンの再発を防ぐためには食事療法が必要です。

ガンが進行している場合は手術も広範囲になり、臓器の摘出など、体や免疫に与えるダメージは大きくなります。また、ガンによってすでに患者さんの基礎体力が衰え、手術に耐えられない状態になっている場合もあります。

これらの場合にも患者さんの免疫力を回復させる、また、必要な処置を受けることができるだけの体力を回復させるために食事療法を併用することが有用だと考えます。手術はガンの広がり方、進行の度合い、手術の方法、患者さん自身の考え方などにより判断は難しいのですが、食事療法を理解している専門医に相談し、最善と考えられる方法を選んでほしいと思います。

放射線治療
　放射線治療はすべてのガンに効果がある療法ではなく、ガンの放射線に対する感受性の違いから適応があります。放射線治療は、舌ガンや喉頭ガン、咽頭ガンなどの頭頸部ガン、脳腫瘍、食道ガンなどに適応があります。
　放射線治療はガンの病巣にだけ放射線を集中し、細胞を壊死させます。放射線の通過する皮膚や他の臓器にまったく影響がないわけではありませんが、局所療法であり、免疫に与えるダメージも局所的なものに留めることができます。脳腫瘍の場合のガンマナイフや頭頸部の腫瘍に使用するサイバーナイフなど、ガンにだけピンポイントで放射線を照射する方法が開発されており、私も治療によく利用しています。
　また、放射線治療と抗ガン剤による化学療法を組み合わせた治療法も高い治療効果を上げています。早期の食道ガンの場合、この併用療法が手術に匹敵する奏功を示し、放射線量も抗ガン剤の量も少なく、免疫への影響を減らすことができます。
　日本では欧米ほど、積極的に放射線治療は行われていませんでした。しかし、最近は臓器を切らずに温存できる治療法として広く行われています。適応があれば、食事療法と併用することもガン克服の一手になります。ただし、回数をくり返して大量の放射線を浴びると、造血器官である骨髄がダメージを受け、骨髄抑制が起こり、白血球減少症など免疫力の低下を招くおそれがあります。こうなると、食事療法で免疫を上げることも難しくなります。大量の放射線照射が必要な場合は、慎重な検討が必要です。

抗ガン剤

　抗ガン剤は細胞への毒性によってガンを攻撃するため、正常細胞にもその毒性が現れます。ガン細胞を死滅させ、正常細胞が耐えうるぎりぎりの範囲内を考慮しながら投与されますが、それでも正常細胞への影響、つまり副作用の問題が避けられません。しかし、ガンが進行し、離れた臓器やリンパ節に転移するようになると、現代医療では抗ガン剤以外には治療の選択肢がなくなります。全身に転移した固形ガンを抗ガン剤のみで治すことは、かなり難しいのですが、ほかに治療法がないというのも実情です。有効性を求めるために抗ガン剤の大量投与を設定されがちで、そのため副作用も一層大きくなる場合があります。最近では、ガン細胞増殖に欠かせない分子の働きを阻害する分子標的薬をはじめ、新薬の開発により副作用の低減がはかられています。しかし、それでもまったく副作用がなくなるわけではないことから、未だに抗ガン剤の是非、功罪については意見が分かれるところです。食事療法との兼ね合いでいえば、とくに免疫機能とのかかわりが問題となります。

　抗ガン剤はガンのように増殖の速い細胞に毒性が強く現れるため、正常細胞においても細胞分裂が活発な粘膜や生殖器、骨髄に影響が及びやすくなります。骨髄へのダメージから骨髄抑制が引き起こされれば、免疫力は低下したまま上がらず、自然治癒力によるガンの回復を目的とする食事療法にとっては致命的な打撃となります。

　ガン治療、ガンに対する食事療法の免疫力の具体的な数字を挙げておきます。健常な人の白血球数は血液1㎣あたり、4000〜8000個、平均6000個程度。リンパ球の割合を白血球数の35％が正常値とすると、白血球数の平均6000個から計算し、リンパ球数は2100個程度になります。白血球数が低いラインの4000個の場合、リンパ球の数は1400個になります。

　抗ガン剤治療を受ける場合は、白血球3000〜4000個以上、リンパ球1000個以上が目安です。これ以下の場合、抗ガン剤はガン細胞に対する効果より、正常細胞へのダメージが大きくなります。

済陽式食事療法を行う場合はリンパ球数を参考にします。700〜1300個以上が目安です。これ以下の場合、免疫力が極端に低下しており、食事療法でも効果が期待できないことが多くなります。普通、ガン治療では白血球数やリンパ球数は検査しますが、もし調べていない場合は主治医に申し入れ、検査を行ってください。

済陽式食事療法の有用性
　私は食事療法の経験を重ねるにつれ、以上のようなガンの3大療法ばかりでなく、他の疾患の現代医療においても、食事療法はその効果を高める作用があると考えるようになりました。
　例えば、肝臓に多発性の転移がある場合、24時間肝動注ポート療法を行います。15年前、この療法での奏効率を80人を対象に調べた結果、およそ30％でした。ところが、食事療法と併用すると、15人中、2人でガンが消え、9人でガンが縮小し、奏効率は合わせて73％近くになりました。食事療法と併用することで、奏効率はおよそ2.5倍に上昇しました。
　こうした、食事療法との併用による治療効果の増加は他のガンや疾患の場合も同様に現れます。ただし、注意していただきたいのは、食事療法でよい効果が出ていたとしても患者さん自身の勝手な判断で薬剤の服用を減らしたり、食事療法を中途半端にしたりすることは、たいへん危険だということです。必ず主治医や食事療法の専門家の指導を受け、そのつどの検査結果などを鑑み、現代医療とのバランスの上で実践してください。
　なお、済陽式食事療法は腸閉塞などで食事が摂れない人、腎不全などで食事制限が必要な人以外は、誰にでも適用できます。しかし、これ以外にも病気の治療にともなう食事の制限が必要な場合も考えられます。食事療法を始める前に主治医と相談し、主治医の指示に従うようにしてください。

自然治癒力を引き出す済陽式食事療法

　済陽式食事療法は、免疫力、代謝を向上させ、人間が本来持っている自然治癒力を引き出すことで、ガンをはじめさまざまな病気の改善や治癒の促進をするものです。

　従来の医療に付随した食事療法は、病気に合わせて特定の栄養素の制限や摂取、カロリーのコントロールをすすめますが、済陽式食事療法は食事によって、病気になってしまった体や、病気になりやすい体を根本的に改善しようという考えに基づいていますから、ガンの予防や治療を目的とする場合も、そのほかの病気の治癒を目的とする場合も、基本項目は共通しています。

　リンパ球やマクロファージなどの免疫システムを活性化するために、障害となるような栄養素を排除し、必要な栄養素を集中的に体内に取り入れることで、代謝を通して体を変えていくわけです。こうした考え方で実践するため、食事療法というより、栄養・代謝療法といったほうが内容がよく伝わるかもしれません。

ガンを治すための済陽式3原則

　私は過去15年以上、こうした食事療法を研究、実践し、6割以上の患者さんに効果を上げてきたことは前述のとおりです。こうした経験に基づき、私が考案した食事療法は以下に詳述する8つの原則から成り立っています。この8原則は、国立がんセンターで提案している「がんを防ぐための12カ条」やアメリカの「がん予防15カ条」に比べ、かなり厳しい内容になっています。

　しかし、済陽式食事療法はもともと、すでにガンがある人やガンを経験し、再発のおそれがある人を対象にしたものです。ガンを誘発するような食生活を長年にわたって続け、ガンの発症を許してしまった体を変えていくのですから、病気予防の「健康的な食事」程度の改革では、もはや十分ではないのです。実施する期間も、半年から1年を目途に指導し、最低でも3カ月は徹底して取り組んでいただくよう求めています。

ただし、誤解のないように申し添えておきますが、私はこの済陽式食事療法を実践するだけでガンの根本治療になるとは考えていません。私はガン治療の最前線に立ち続けた外科医として、現代医学の治療法を否定する気はまったくありません。手術・抗ガン剤療法・放射線治療のガンの３大療法はガンの勢いを低下させるためにも、まず選択すべき治療であり、必要不可欠なものであることは疑いようのない事実です。
① 　ガンの勢いをそぐ
② 　免疫力を強化する
③ 　自然治癒力を引き出す
　これが、「ガンを治すための済陽式３原則」です。
　ガンの３大療法によって必要な治療をすすめ、外からガンを攻撃しながら、食事療法でガンに打ち勝つ体づくりを同時にすすめていく。こうしたガン治療の基本を守ってください。多くの生活習慣病・慢性病などの改善や予防を目的とする場合でも同様のことがいえます。

高齢になっても機能する腸管免疫

　食事療法が自然治癒力の向上によってガンやその他の病気の改善・治癒に効果を上げていることは、理解していただけたかと思います。ここでは、食事療法と密接な関係にある免疫機能、とくに「腸管免疫」について簡単にふれておきます。

骨髄と胸腺
　免疫系をつかさどる器官は骨髄と胸腺が代表的なものです。白血球などの血液細胞は骨髄で作られますし、リンパ球は胸腺で作られ、リンパ節や脾臓

に送られています。

　胸腺は 20 歳ころから縮小が始まり、40 歳ころ 4 分の 1 になり、50 歳ころには機能がほぼ消失し、80 歳ころになると痕跡程度になります。こうしたことから免疫力は 40 歳ころから急激に低下します。もっとも、40 歳以降の免疫系器官の中心は腸管リンパ組織に移行しますから、免疫機能は依然として保持されています。

免疫器官としての腸管の役割

　1970 年代に免疫学がすすむにつれ、腸が免疫システムに大きなかかわりをもっていることがわかってきました。人体に存在するリンパ球全体の 60 〜 70％が腸管に存在し（腸管リンパ組織）、抗体全体の 60％が腸管で作られていることが判明したのです。一説には、小腸で 70％、大腸で 10％、合計すると免疫の 80％を腸が担っているといわれています。これはたいへん頼もしい事実です。

　腸管免疫組織の中心は小腸の内壁に点在するパイエル板で、直下にリンパ小節が集合しており、リンパ球、マクロファージなどの免疫細胞が集中しています。腸壁の上皮にある M 細胞（microfold cell）が異物や細菌などの抗原を取り込むと、M 細胞がパイエル板内の免疫細胞に抗原情報を伝達し、全身の免疫システムが機能します。

　これまで腸の主要な役割は消化吸収と排泄だけだと考えられてきましたが、現在では、腸が重要な免疫器官であることが徐々に判明してきました。さらにこの腸管免疫が優れている点は、腸内環境が整備されている限り、胸腺と異なって高齢になっても機能し続けることです。

プロバイオティクスとプレバイオティクス

腸内環境の保持

　腸管免疫を保持し、向上させるために欠くことのできない条件は、腸内環境の整備です。

　腸管のなかには100兆個以上の細菌が常在しています。重量にすると、実に1.5kg（平均値：体重により1.0〜3.0kg）にもなる膨大な量で、この腸管内の細菌の集団を「腸内細菌叢」、あるいは「腸内フローラ」と呼びます。

　これらの細菌は、健康に有用な乳酸菌（ビフィズス菌、ブルガリア菌など）などの「善玉菌」、大腸菌やウェルシュ菌などの健康を害する「悪玉菌」、この両者の勢力の強い側につく「日和見菌」の3種に大別されます。

　悪玉菌の腸内での勢力が増すと、ニトロソアミンや二次胆汁酸などの発ガン物質を作りだすなど、有害物質や毒素を産生し、ガンをはじめさまざまな病気の要因になります。一方、乳酸菌が優勢になると、悪玉菌の有害な要因を減少させ、腸内に集中している免疫系の細胞を活性化させ、免疫力を増強します。また、乳酸菌は腸にあるリンパ小節の組織であるパイエル板を刺激することでリンパ球を増加させます。さらに、乳酸菌やその菌体成分（死滅した乳酸菌の成分）が増加すると、生理活性物質であるインターフェロンが増え、NK細胞の増加をもたらします。乳酸菌を4週間摂ることで、末梢の血液中のインターフェロンαの産生能力が3倍に向上したという研究報告があります。

経腸栄養法：プロバイオティクスとプレバイオティクス

　この腸内の健康に有用な菌（有用菌）を積極的に利用する考えから生まれたのが「経腸栄養法」で、プロバイオティクスとプレバイオティクスの2つ

の方法があります。

　プロバイオティクスは、「宿主に有益に働く生きた有用菌によって構成される生菌添加物」と定義され、乳酸菌を含んだヨーグルトや納豆菌の豊富な納豆などの発酵食品を摂取し、腸内環境を整備することで健康維持・増進をはかるものです。

　プレバイオティクスは、「大腸に常在する有用菌の増殖、あるいは有害な細菌の増殖を抑制することで宿主に有益な効果をもたらす難消化性食品成分」と定義され、乳酸菌を増殖させるオリゴ糖や腸管の蠕動運動を促進させる食物繊維などの摂取により、善玉菌の勢力を優位にし、腸内細菌のバランスを整えるものです。

　そしてこの２つの経腸栄養法の併用を「シンバイオティクス」と呼んでいます。

　人間が樹木だとすれば、腸は栄養を補給する大地、根は小腸の繊毛、土壌を豊かにするのが腸内の乳酸菌です。そして、土壌の栄養源であり、土壌の性質を決定するのが食物です。健康のためには、また疾患を改善・治癒するためには大地、根、栄養の３つのどれもおろそかにはできません。済陽式食事療法では、こうした経腸栄養法、シンバイオティクスの考え方も取り入れ、摂取する食品を厳選しています。

メチニコフ・光岡理論（バイオジェニクス健康法）

　腸管免疫をどうやって高めるかについて、プロバイオティクスの研究者は、どうしても乳酸菌や納豆菌などの「生きた有用菌」を腸内に到達させることばかりを考えてきました。

　ところが、「死んだ乳酸菌」であっても、腸内免疫を高める効果をもつこ

とが、腸内細菌学の世界的な権威である東京大学名誉教授の光岡知足(ともたり)先生の研究で明らかになりました。これは世界に誇るべき画期的な研究です。なぜなら、光岡理論によれば、死滅した乳酸菌であっても腸内環境を整えることができることになるのですから、私たちは生きた菌の何十倍もの数の菌を体内に取り込むことで、腸内免疫を容易に高めることができることになるからです。

　光岡先生は2007年に、発酵乳に関するすぐれた研究業績に対して贈られるメチニコフ賞を微生物部門で受賞しています。メチニコフは、20世紀初めにノーベル生理学・医学賞を「ヨーグルト不老長寿論」によって受賞した生物学の世界的権威です。

　メチニコフは、人が本来の寿命よりも早く老化が進み、かつ死に至ることの最大の原因は腸内の腐敗にあるのだから、ヨーグルトなどの酸乳を摂ることによって腸内腐敗を防止し、もって「不老長寿」を達成できるものと考えました。

　光岡名誉教授は、このメチニコフの考え方を理論的に証明したのです。ですから、最近では光岡・メチニコフ理論とも呼ばれる考え方となっています。

　私は、個々人がその免疫力を高め、個々人が生まれながらに備えている自然治癒力を高めていくことこそが、ガンをはじめとする現代の難病から患者さんたちを解放する鍵であると考えています。その意味で、21世紀の医療は、これまでの医療の基本にあった「病気を治す・攻撃する」という考え方から、食生活を整え、腸内環境を大切にすることによって免疫力を高めることこそが第一の目標とされなければならないと確信しています。

済陽式食事療法の8つの原則

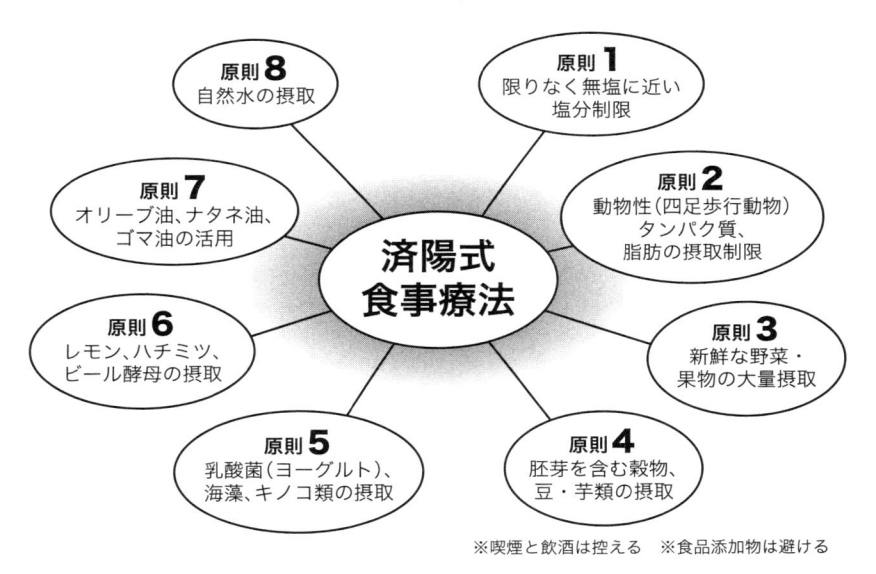

原則1 限りなく無塩に近い塩分制限
原則2 動物性（四足歩行動物）タンパク質、脂肪の摂取制限
原則3 新鮮な野菜・果物の大量摂取
原則4 胚芽を含む穀物、豆・芋類の摂取
原則5 乳酸菌（ヨーグルト）、海藻、キノコ類の摂取
原則6 レモン、ハチミツ、ビール酵母の摂取
原則7 オリーブ油、ナタネ油、ゴマ油の活用
原則8 自然水の摂取

※喫煙と飲酒は控える　※食品添加物は避ける

図4-8　済陽式食事療法・8原則

　済陽式食事療法は、前述したガンの4大原因（107ページ）をふまえ、これから述べる8つの原則に従って、どういう食事にすべきかを考えたものです。以下に、8つの原則を①必要な理由、②基本方針、③主な対策を掲げて説明します。

原則1：限りなく無塩に近い塩分制限

《理由》
　塩分の過剰摂取は、胃壁の荒れ、ピロリ菌の増殖促進、胃ガン・高血圧の

リスクを高めるほか、細胞内のミネラルバランスを崩し、代謝異常を引き起こします。

代謝異常は体そのものに大きく影響を与えるため、胃ガンのみならず、あらゆる部位のガンや慢性病など、さまざまな病気を引き起こす要因になります。したがって、現在ガンのある人、かつてガンになったことがある人は、徹底して無塩に近い食事、調理に塩分を使わない食事に変えることが必要です。

《基本方針》

日本人の塩分摂取量は、年々減少傾向にありますが、それでも１日平均摂取量は１１ｇであるという調査報告が出ています。現在、厚生労働省が定めた１日の塩分摂取基準は男性９ｇ未満・女性7.5ｇ未満（2010年版）、日本高血圧学会では、高血圧の予防・治療の指針として６ｇ未満を推奨しています。また、国際的な指針としてＷＨＯ（世界保健機関）では５ｇ未満と定めています。

済陽式食事療法では極力、食事から塩分を減らす目標として、１日５ｇ以下を設定しています。

塩分は生命維持には欠くことのできないミネラルですが、普通の生活をしていて１日に排泄される量から計算すると、１日に摂取しなければならない塩分は２〜３ｇにすぎません。この程度の量なら、塩分をわざわざ調味料として使わなくても、食品からの間接的な摂取で十分です。魚介類や海藻には、コンマ数パーセントの天然の塩分が含まれています。また、私は減塩のために無塩パンに変えることまでは主張していませんが、通常のパンのなかには100ｇにつき１ｇ程度の塩が入っています。

運動や暑さから大量の汗をかき、発汗によって塩分が失われたときには、それ相応の塩分をとる必要がありますが、通常の日常生活の中では、塩や塩分の入った調味料は避けるようにします。

《主な対策》

塩や醤油、ソースなどの調味料は食卓から撤去します。料理をする際にも、

使用量を考えてください。小さじ1杯（5ml）の醤油なら1g、ウスターソースなら0.5gの塩分が入っています。

　減塩醤油に切り替えるのも手です。また、減塩醤油を同量のお酢で割った自家製減塩醤油を作っておくと、十分な塩気があり、塩分は4分の1の調味料になり重宝します。

　減塩すると食事が味気なくなると考えがちですが、料理に鰹節やコンブ、シイタケなどでしっかりとダシを効かせることで、塩に頼らない味付けを工夫することができます。

　また、タラコやイクラなどの塩蔵魚卵、塩辛、干物、漬物などの塩蔵品は食品自体に大量の塩分が含まれています。魚肉ソーセージなどの加工食品、かまぼこなどの練り製品も塩分や食品添加物が含まれていますから、避けるようにします。

　減塩をするだけではなく、体内のナトリウムを排泄するためには、トマトやレタスといったカリウムが豊富な生野菜を摂るといいでしょう。

原則2：動物性（四足歩行動物）のタンパク質、脂肪の摂取制限

《理由》

　済陽式食事療法で、塩分と並んで厳しく摂取を制限しているのが食肉です。前述したように、牛・豚・羊などのアニマルプロテインや動物性脂肪の過剰摂取はガンのリスクを高めます。今あるガンの改善・治癒が目的の場合、体質改善がある程度すすむまで、最低半年間、四足歩行動物の食肉を摂ることは絶対に禁止です。

　また、メタボリックシンドロームや生活習慣病、慢性病の改善にも食肉の制限は重要です。

《基本方針》

　四足歩行動物の肉を避け、タンパク質は脂肪分の少ない鶏肉のささみや胸肉、鶏卵、青背の魚、貝類、大豆から摂るようにします。

《主な対策》

　鶏肉は週に2～3回は食べてもかまいません。ただし、自然に近い状態で放し飼い（平飼い）にされた地鶏などの鶏肉を選んでください。ブロイラーは狭いケージの中で高カロリーの配合飼料や感染症予防の抗生物質を与えられて促成飼育された鶏肉ですから、摂取は避けるようにします。

　鶏卵は1日に1個程度にします。鶏肉と同様に品質のよいものを選んでください。

　魚はマグロやカツオなどの赤身の魚を避け、イワシやアジ、サバなどの青背の魚や白身の魚を選び、血合い肉の部分は避けて食べるようにします。摂取量は1日に1回程度です。

　赤身の魚は赤みの成分であるミオグロビン（筋肉中の酸素を貯蔵するタンパク）が豊富で、健康な人には有用な栄養になりますが、非常に酸化しやすい性質があります。ガンのある人は、体の酸化に対してデリケートな部分がありますので、摂取は避けたほうがよいのです。

　また、魚全般には、血中コレステロールを減少させる不飽和脂肪酸（詳細は134ページ「オリーブ油、ナタネ油、ゴマ油の活用」）が含まれています。とくに青背の魚には不飽和脂肪酸類のEPA（エイコサペンタエン酸）やDHA（ドコサヘキサエン酸）が含まれており、中性脂肪やLDLコレステロールを減少させる効果があります。ガンとの関係でも、青背の魚は末梢の血液循環をよくするという意味で、免疫力を向上させます。マクロファージやNK細胞などが毛細血管内を自在に移動することができることから、ガン細胞の発見、除去が効率よく行えるようになるのです。

　済陽式食事療法では、白身魚のなかではサケを勧めています。サケの身はサーモンピンクといわれるようなピンク色をしていますが、そもそもサケは赤身の魚ではなく、白身の魚です。サケの赤みはアスタキサンチンという天然色素で、抗酸化活性が非常に高く、脳血管関門（脳内への異物の侵入を防ぐ機構）も通過できることから、認知症予防にも有用なことがわかっています。

シラス干しやサクラエビ、ウルメイワシなどは栄養を丸ごと摂れるのでお勧めしますが、塩分が濃いものや塩蔵品は、湯がくなどして塩抜きをしてから食べてください。

シジミやハマグリ、カキなどの貝類は、タウリンやグリコーゲンなどのミネラルやビタミン類を豊富に含んでいますので、魚と同程度の量までなら食べてもかまいません。

原則3：新鮮な野菜・果物の大量摂取

《理由》

済陽式食事療法の最も大きな柱が、新鮮な野菜や果物の大量摂取です。
野菜や果物の摂取の利点は、主なものだけでも次のようなものがあります。

① ガンなどの疾患の原因となる活性酸素を除去する抗酸化作用を持つファイトケミカル（ポリフェノール類など）の補給
② 細胞レベルの代謝バランスを整えるカリウムなど、各種ビタミンやミネラルの補給
③ ジアスターゼ（消化分解酵素）、リパーゼ（脂肪分解酵素）など、代謝の補助に欠かせない各種酵素の補給
④ 発ガンや腫瘍化を防ぐイソチオシアネートなどの殺菌作用をもつ酵素や栄養素の補給
⑤ 便通を改善し整腸作用や腸内環境の改善に役立つ食物繊維の補給

《基本方針》

毎日、生の野菜や果物をジュースにして、1.5ℓ以上飲むことが基本です。このほかに食事で野菜350〜500gを食べ、果物も多めに摂るようにします。

| ジュースの材料 |

・キャベツ、ホウレンソウ、小松菜、セロリ、パセリ、ピーマン、春菊、ハクサイ、ブロッコリーなどの緑の野菜
・ニンジン、ダイコンの葉、カブなどの根菜

- オレンジ、グレープフルーツ、ハッサク、伊予柑、甘夏などの柑橘類
- リンゴ、バナナ、イチゴ、カキ、スイカ、メロンなど。

　※ハチミツ、ヨーグルトを加えてもよい。

　※1日に10種類以上の野菜・果物を摂るようにします。

《主な対策》

　ジュースは、原則としてジューサーで手作りをして、作り立てを飲むようにします。飲むたびに作ることが無理な場合は、作り置きでもかまいません。

　手作りがどうしても難しいときは、市販のもので代用することはやむを得ませんが、手作りの物に比べかなり効用が落ちることを知っておいてください。

　ミキサーを使わずにジューサーを推奨しているのは、酵素などの栄養が破壊されずにジュースにすることができるからです。搾りカスは食物繊維として、料理に加えてもよいでしょう。

　野菜や果物は、できるだけ無農薬のものを選びます。無農薬のものが手に入らない場合は、よく水洗いし、一晩水に浸け、残留農薬を落としてから使います。無農薬ではない果物などは、皮をむいてから使うようにします。

　栄養価の高いものを入手するために、露地野菜などの旬のものを選ぶとよいでしょう。

　飲む時間にとくに指定はありませんが、朝一番には必ず飲むようにしてください。夜間に失われた水分の補給とともに、野菜・果物から摂取したカリウムによるナトリウムの排出、整腸作用などの効果を得ることができます。

原則4：胚芽を含む穀物、豆・芋類の摂取

《理由》

　穀　物

　玄米食は多くの食事療法に取り入れられています。済陽式食事療法でも玄米食は重要な要素です。英米でも、胚芽などをそのままにした麦などの「ホ

ールグレイン（全粒穀物）」が健康に有用であり、健康を維持・増進する食物として推奨されています。

米や麦、アワ、ヒエなどの未精製の穀類には、精製した穀類では摂れない食物繊維や抗酸化作用のあるリグナン、抗酸化活性の強いフィチン、植物性エストロゲン、ビタミンB群、ビタミンEなどが豊富に含まれています。

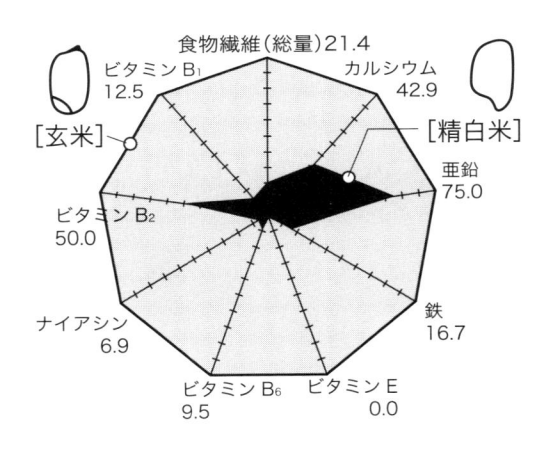

```
             食物繊維（総量）21.4
    ビタミン$B_1$            カルシウム
      12.5                    42.9
  [玄米]                          [精白米]
                                   亜鉛
                                   75.0
    ビタミン$B_2$
      50.0
                                    鉄
   ナイアシン                      16.7
     6.9
           ビタミン$B_6$  ビタミンE
              9.5        0.0
```

図4-9　玄米の成分を100としたときの精白米との比較

ビタミンB群のなかでもとくにビタミンB_1は、代謝に重要な作用を及ぼす栄養素です。細胞内でエネルギーを作り出すクエン酸回路がうまく代謝しないと、ガングリオーマ（神経節腫瘍）ができ、クエン酸回路が良好に回ると腫瘍が小さくなることがわかっています。つまり、この回路に異常をきたすと、発ガンリスクが高くなります。このクエン酸回路の正常な作動に重要な働きをしているのがビタミンB_1です。私はガンに対する玄米の有効性の一因は、ここにあると考えています。

また、玄米や胚芽米は消化吸収が非常になだらかで、食後血糖値の急激な上昇を抑えます。こうした効果はガンだけではなく、糖尿病の予防や改善に

も効果的です。全粒穀物を1日に2食増やすことで、糖尿病のリスクが20％低下するというアメリカの調査報告もあります。

> 豆類・芋類

　豆類、芋類にも多くのビタミンや食物繊維が含まれています。とくに大豆はイソフラボン（有機化合物、フラボノイドの一種）が豊富で前立腺ガンや乳ガンの予防、改善に有用です。前立腺ガンや乳ガンは性ホルモン依存性のガンであるため、ホルモンの働きを抑える抗ホルモン療法を行います。イソフラボンは性ホルモンと非常に構造が似ており、ガン細胞の受容体に結合することで、ホルモンとの結合を阻害し、結果的にガン抑制作用を発揮します。

　京都大学名誉教授の家森幸男先生の研究では、1日に豆腐を2丁食べると、80％の乳ガンや前立腺ガンを予防できるというデータがあります。

　また、大豆には機能成分であるサポニンも含まれています。サポニンには抗酸化作用や免疫賦活作用があり、ガン治療に用いる漢方薬にも含まれている成分です。

　さらに、大豆は納豆に加工することで脂肪分解酵素のリパーゼ、デンプン分解酵素であるアミラーゼなどの酵素を含有します。納豆菌も抗酸化酵素をつくり出します。食肉に代わるタンパク源としても大豆は積極的に摂ってください。

《基本方針》

　1日に1回以上は、玄米、胚芽米、発芽玄米、全粒小麦パン、全粒パスタなどを主食として摂ります。白米に雑穀を混ぜて炊くのもいいでしょう。豆・芋類も、1日1回は料理して摂取するようにします。

《主な対策》

　以上のとおりガンの予防と健康維持に極めて有用な全粒穀物ですが、胚芽に農薬が蓄積しやすいため、玄米や胚芽米など摂取する全粒穀物は無農薬であることを確認してから摂るようにしてください。

原則5：乳酸菌（ヨーグルト）、海藻、キノコ類の摂取

《理由》

| 乳酸菌 |

　乳酸菌の摂取には、免疫に重大な役割を果たす腸内環境を整え、免疫力を向上させる効果があります。

| 海　藻 |

　海藻にはカリウムやカルシウム、ヨード、鉄などのミネラルが含まれています。また海藻は、アルギン酸やフコイダンなどの食物繊維が豊富で、食物繊維がナトリウムやコレステロールを体外に排出することから、高血圧や脂質異常症（高脂血症）の予防に効果があります。

　ガン予防では、ヨードが有用です。ヨードは甲状腺ホルモンの合成に必要な元素で、人体に摂取、吸収されると甲状腺に蓄積されます。そのため、放射線を浴びたときにも、あらかじめ甲状腺をヨードで飽和させておけば、発ガン物質であるヨウ素の放射性同位体の蓄積を防ぎ、甲状腺ガンからの予防ができます。

　食物繊維のフコイダンには、インターフェロンを増加させ、免疫力を高める効果が期待できます。

　さらに、海藻にはカリウムが多く含まれており、細胞内外のカリウム・ナトリウムバランスを正常に保ち、結果的にガン化した細胞の正常化に有効です。

| キノコ類 |

　シイタケには強力な免疫賦活成分として有名なβグルカンが含まれています。βグルカンは、腸内のパイエル板を刺激し、リンパ球を増加させ、免疫力を向上させます。ほかにも、カワラタケのクレスチン、スエヒロタケのシゾフィランなど、キノコ類にはいくつもの免疫賦活成分が見つけられています。

《基本方針》

| ヨーグルト |

ヨーグルトは1日300g以上摂ります。品質のよい牛乳（屋外放牧の非妊娠牛から採取した牛乳）で作ったものをお勧めします。

　| 海藻、キノコ類 |

　海藻やキノコ類は、毎日摂るようにします。

《主な対策》

　ヨーグルトはプレーンなものを選ぶようにし、甘味を加えたいときはハチミツや果物を使います。

　海藻やキノコ類の生のものが入手できないときは、乾燥ワカメや青ノリ、干しシイタケ、キクラゲなどの保存状態のよい加工品を使用するのもよいでしょう。

原則6：レモン、ハチミツ、ビール酵母の摂取

《理由》

　| レモン |

　レモンに豊富なビタミンCやクエン酸の疲労回復効果はよく知られていますが、クエン酸はエネルギー代謝を行うクエン酸回路の円滑な働きには欠かせないもので、これがうまく機能しないと発ガンリスクが高まることは先に述べたとおりです。また、クエン酸回路によるエネルギー産生がスムーズなほど、さまざまな病気の発症リスク低下につながります。

　さらに、クエン酸はそのままでは吸収されにくいカルシウムや鉄などを包み込み吸収しやすい形に変え（キレート作用）、カルシウムや鉄の吸収を促進します。

　こうしたレモンの含有成分の中で、とくに注目したいのが、ポリフェノールの一種であるエリオシトリンです。強力な抗酸化作用を持っており、活性酸素の除去、酸化LDL発生の抑制に有効で、抗ガン効果を発揮します。

　| ハチミツ |

　ハチミツの成分の約80％は果糖とブドウ糖です。最も小さな単位にまで

分解された糖なので、吸収がよく、すぐにエネルギーに変換され、急激な血糖値の上昇がありません。

そのほかの栄養素も豊富で、ビタミンA・B群・C、カリウム、亜鉛、カルシウム、マグネシウム、ポリフェノール類が含まれ、高い健康維持・増進効果があります。とくにビタミンB_{12}は、ホウレンソウやブロッコリーなどに多く含まれる葉酸とともに摂ると、赤血球を増やし貧血を改善する効果があり、免疫賦活作用も非常に高いことが知られています。

また、ハチミツに含まれるグルコン酸、乳酸、クエン酸、リンゴ酸、コハク酸などの有機酸はクエン酸回路を正常化し、エネルギー産生や細胞の代謝を活発にします。

ビール酵母

ビール酵母（医薬部外品「エビオス錠」）は、アミノ酸組成からみると動物性タンパクと植物性タンパクの中間的な位置にあり、両者のメリットを合わせ持っています。人体に必須なアミノ酸がすべて含まれている上に、消化に優れ、また腸内環境を悪化させる心配もありません。

動物性タンパクを厳しく制限している済陽式食事療法では、ビール酵母をアミノ酸補給に格好のものとして利用しています。

《基本方針》

目安として、1日にレモン2個以上、ハチミツ大さじ2杯（30ml）以上、ビール酵母20錠（朝晩各10錠）を摂ります。

《主な対策》

レモン

搾り汁を水で薄め、ハチミツを混ぜて飲みます。野菜ジュースやヨーグルトに混ぜて飲むのもよいでしょう。加熱すると、ビタミンCや酵素など有用な成分を破壊することになるため、生で摂るようにします。料理ではドレッシングなどに加えます。

レモンの果皮には強い抗酸化作用を持つエリオシトリンが果肉のおよそ

10倍も含まれています。果皮は捨てずにレモンピール（乾燥させたレモンの皮のハチミツ漬け）やママレードとして使います。このため、レモンは国産の無農薬のものを選びます。低農薬のものしか入手できない場合は、果皮の摂取はしません。レモンを一晩水に漬け、農薬を落としてから皮をむいて使うようにします。

ハチミツ

レモンと組み合わせたり、パンやヨーグルトにくわえたりして摂ります。加熱すると酵素が失活するため、加熱料理などには向きません。

品質表示を確認し、産地がはっきりしている品質の良い「純粋ハチミツ」を選びます。輸出や長期保存のための薬剤を添加しているもの、加熱し減圧釜などにより脱色脱香した「精製ハチミツ」、分量を増量するために水飴やシロップを添加している「加糖ハチミツ」などは避けてください。

輸入されているハチミツでは、ニュージーランド産の樹木マヌカの花から採取されたマヌカハチミツは、無農薬で品質が高いことが知られています。マヌカハチミツは、胃の粘膜の保護作用に優れ、胃潰瘍・胃ガンの原因とされるピロリ菌に対する抗菌作用が他のハチミツに比べ、7～8倍高いため、胃ガンの予防に優れています。

原則7：オリーブ油、ナタネ油、ゴマ油の活用

《理由》

食用油は、一価の不飽和脂肪酸を選ぶことが基本です。

脂肪酸は、飽和脂肪酸と不飽和脂肪酸に分類されます。飽和脂肪酸は動物性脂肪に多く、常温で固まるのが特徴です。飽和脂肪酸はLDLコレステロールを増加させ、動脈硬化から心疾患などの原因となるなどさまざまな健康被害のおそれがあります。

一方、不飽和脂肪酸は魚油や植物性脂肪に多く含まれ、常温でも液状であることが特徴です。炭素の二重結合の数や部位による構造の違いから次の3

種に大別されています。
① リノール酸などのn－6系多価不飽和脂肪酸（大豆油、コーン油、綿実油など）
② α-リノレン酸などのn－3系多価不飽和脂肪酸（亜麻仁油、シソ油、エゴマ油など）
③ 一価の不飽和脂肪酸（オリーブ油、ナタネ油、ゴマ油など）

飽和脂肪酸
［できれば摂らないほうがいい］
● 酸化しやすく動脈硬化を促進させ発がんリスクを高める。

【ステアリン酸・パルチミン酸・ミリスチン酸・ラウリン酸など】
● 牛や豚の脂身に含まれる。
● バター、牛乳、パーム油、やし油などにも含まれる。

不飽和脂肪酸

多価不飽和脂肪酸

n－6系脂肪酸
［適度に摂るとよい］
● 適度に摂るとコレステロールを低下させる。
● 摂りすぎると弊害が出る。

【リノール酸】
サフラワー油（紅花油）、大豆油など。
【γリノレン酸】
● 食品にはあまり含まれない。母乳、月見草油など。
【アラキドン酸】
● 体内で合成される。肉や魚、卵にも含まれる。摂りすぎると動脈硬化を促進させる。

n－3系脂肪酸
［新鮮なものを摂る］
● 動脈硬化予防、がん抑制、認知症予防など。
● 酸化しやすいので新鮮なものを摂る。

【αリノレン酸】
● シソ油、エゴマ油、亜麻仁油など。酸化しやすいので加熱調理は避ける。冷暗所に保存する。
【EPA・DHA】
● 脂肪の多い青魚に含まれる。新鮮なものを適度に摂るとよい。

一価不飽和脂肪酸
［適度に摂るとよい］
● LDLコレステロールを減らし、HDLコレステロールを増やす。
● LDLコレステロールを酸化させにくくする。
● 酸化しにくいので調理油に適する。

【オレイン酸】
● オリーブ油、アーモンド油、菜種油など植物油に多く含まれる。

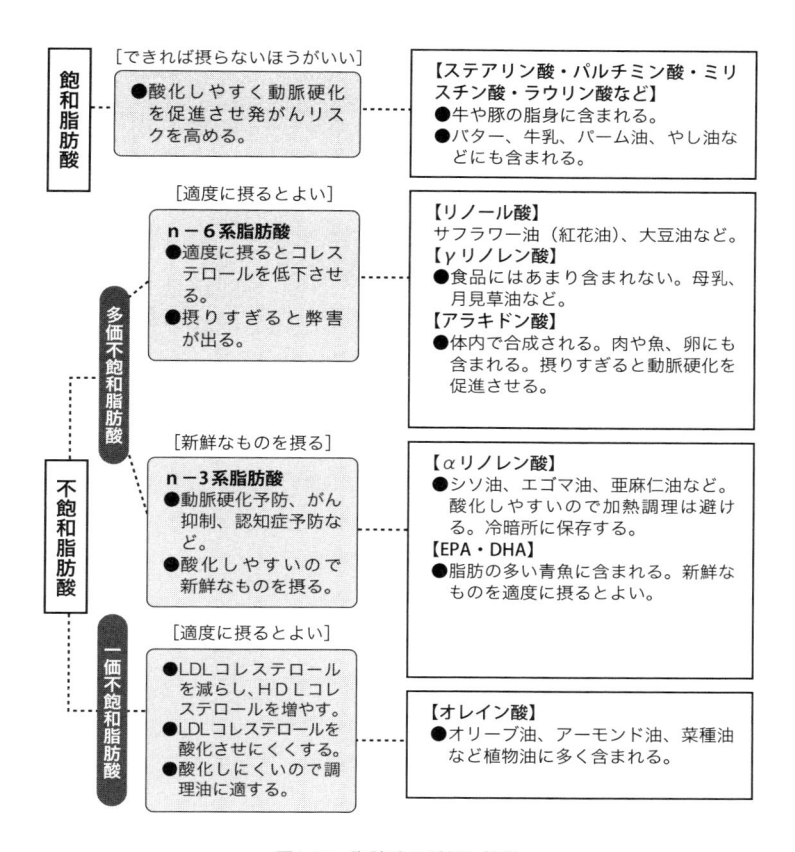

図4-10　脂肪酸の種類と特徴

使用する食用油は基本的に不飽和脂肪酸から選択しますが、注意したいのは酸化です。酸化しやすい食用油は発ガンリスクを高める過酸化脂質に変質することから、常温保存でも、加熱調理でも酸化しにくい③の植物油であるオリーブ油、ナタネ油、ゴマ油を推奨しています。

《基本方針》

　食用油全体の使用量を抑えるようにします。揚げ物をする場合は月2回以下に抑え、油の摂りすぎには注意します。調理する場合には、オリーブ油、ナタネ油、ゴマ油を使用します。ドレッシングなど、加熱せずに（酸化させずに）生で使う場合に限り、新鮮な亜麻仁油、シソ油、エゴマ油も勧められます。

《主な対策》

　古くなった油の使用を避けるために、少量ずつ購入し、冷暗所で保管し、早めに使い切るようにします。

　脂肪酸には先に挙げたもののほかに、最近さまざまな健康被害が指摘されているトランス脂肪酸があります。食品の品質表示を確認し、トランス脂肪酸を使った加工品は避けてください。

　トランス脂肪酸は液状の不飽和脂肪酸に水素添加処理をし、酸化しやすい植物性の脂肪酸の欠点をなくし、食品の製造過程で安定した性質を保つようにしたものです。マーガリンやショートニングに使われ、これらを使ったスナック菓子やクッキー、ケーキ、食パン、プロセスチーズなど、多くの加工品、外食産業の食品に含まれています。

　トランス脂肪酸が健康被害をもたらすのは、摂取するとLDLコレステロールの増加、免疫機能の低下、糖尿病リスクの増加などを引き起こすためです。

　2006年にアメリカ・ニューヨーク市が飲食店でのトランス脂肪酸の使用禁止条例を制定したことから、世界的に大きな話題となりました。その後、欧米各国・各地域での規制強化の動きが広まり、日本でも2010年から食品メーカーや小売大手企業がトランス脂肪酸全廃の方針を打ち出しています。

しかし、未だ市場にはトランス脂肪酸を含有する食品が残っていることから、使用する食品の選別に注意が必要です。

原則8：自然水の摂取

《理由》

　水分は人体の約60％を占め、さまざまな代謝に使われるなど、生存には欠くことのできない成分です。心不全や腎不全で水分制限がない限り、1日に1ℓを摂る必要があります。そのため、問題になるのは、摂取する飲料水の質です。

　日本の水道水には、殺菌のために塩素が添加されています。残留塩素は発ガン物質のトリハロメタンをつくるもととなります。また、現在はかなり減ったようですが、水道管に鉛管を使っている場合、危険有害濃度（1.65mg/ℓ）を超える摂取量で腎疾患、脳炎などのリスクがでてきます。

　上流で農薬が使われた場合、それらの有害物質が残留するおそれもあります。もちろん、水道事業はこうした点を考慮し、安全な水の供給に努めています。しかし、すべての有害物質を完全に取り除いているわけではありませんから、代謝が悪くなりがちな高齢者、ガンや生活習慣病などの疾患をかかえ代謝不良を起こしている人は、水道水を飲むべきではありません。体調を考えて、飲料水だけは自然水にするのが望ましいでしょう。

《基本方針》

　調理で加熱して使用する水以外は、自然水にする。

《主な対策》

　近くに良質な自然水を汲める水源がある場合は別ですが、通常市販されているものを購入することになるでしょう。その際には、品質表示などを確認してください。水の種類は、農林水産省が定めた「ミネラルウォーター類の品質表示ガイドライン」（平成2年通達、平成7年2月改正）により次の4つが定められています。

① ナチュラルウォーター
　特定の水源から採水された地下水を原水とし、沈殿、濾過、加熱殺菌以外の物理的・科学的処理を行わないもの。
② ナチュラルミネラルウォーター
　ナチュラルウォーターのうち鉱化された地下水（地表から浸透し、地下を移動中又は地下に対流中に地層中の無機塩類が溶解した地下水（天然の二酸化炭素が溶解し、発泡性を有する地下水を含む）をいう。）を原水としたもの。
③ ミネラルウォーター
　ナチュラルミネラルウォーターを原水とし、品質を安定させる目的等のためにミネラルの調整、ばっ気、複数の水源から採水したナチュラルミネラルウォーターの混合等が行われているもの。
④ 飲用水又はボトルドウォーター
　ナチュラルウォーター、ナチュラルミネラルウォーター及びミネラルウォーター以外のもの。
　これらの自然水のなかで、高齢者やガンのある人に向くのは、ミネラル分を豊富に含み、加熱されていない②のナチュラルミネラルウォーターです。
　理化学辞典によれば、自然水には、水1000mlにおいて、カルシウムやマグネシウムの含有量合計（硬度）の低い軟水（硬度178mg未満）と、含有量の高い硬水（硬度357mg以上）があります。軟水は、炊飯や日本料理全般、緑茶をいれるのに適しています。硬水は、ミネラル分が豊富ですが、胃腸に負担をかけやすいため、胃腸が弱い人や抵抗力が低下している人が飲むと腹痛を起こすことがあります。また、炊飯にも不向きです。好みがあるかもしれませんが、飲料水や調理用には軟水をお勧めします。

禁煙・断酒
　食事療法と同時に禁煙・断酒を励行してください。これは絶対条件です。飲酒については、少なくとも食事療法を始めた最初の半年から1年は禁止で

す。食事療法による体質改善がすすみ、病状が改善した場合に限り、主治医との相談の上で、適量を解禁できます。禁煙に例外はありません。

食品添加物は避ける

たしかに、食品添加物は、加工食品をつくるときに製品の賞味期間を延ば

表4-3 主な食品添加物の危険度

種類	名称	危険度
甘味料	キシリトール、アスパルテーム、ステビア、甘草	2
	ソルビトール	1
着色料	タール色素	4
	クチナシ色素、食用黄色素、コチニール	2
保存料	ソルビン酸、安息香酸ナトリウム	4
	しらこタンパク抽出物、ポリリジン	2
酸化防止剤	エリソルビン酸ナトリウム	4
	ビタミンE、ビタミンC	1
発色剤	亜硝酸ナトリウム、次亜硝酸ナトリウム	4
防カビ剤	オルトフェニルフェノール、ジフェノール	4
イーストフード	無臭酸カリウム	4
	リン酸3カルシウム、炭酸アンモニウム	3
調味料	5'-グアニル酸2ナトリウム	4
	Lグルタミン酸ナトリウム、5'-イノシン酸2ナトリウム	3
	グルタミン酸ソーダ	1
かんすい	ポリリン酸ナトリウム	4
	炭酸カリウム（無水）	1
その他	水酸化ナトリウム、活性炭、液化アミラーゼ	1

※1：問題ない　2：安全性が不明確　3：なるべく避けたほうがよい　4：できるだけ避けたほうがよい
「食品添加物公定書解説書第6版」ほかより

したり、食材の味を整えるために使われたりと、私たちの食生活を便利にしています。しかし、その反面、動物実験で安全性が確認され、使用が認可されているものの中にも、発ガン性が懸念されているものがあります。

　食品添加物の危険性に関しては、「大量に摂取しない限り、毒性はない」という意見もありますが、避けるにこしたことはありません。今や、ほとんどの食品に添加されている食品添加物ですが、その危険度を知り、なるべく摂らないように注意してください。

済陽式食事療法の進め方

　まず済陽式食事療法の基本的なしくみをご紹介しましょう。

❖ **主食（穀物・芋）**
　１日２〜３回　玄米・胚芽米　白米＋大根　そば（できれば、大根おろしを付ける）　パン・パスタ（ともに全粒粉）　芋類

❖ **主菜（タンパク源）**
　１日１回以下　青魚・白身魚　貝・イカ・エビ・タコ・カニ　鶏肉　シラス・サクラエビ

　１日１回　ヨーグルト300g（ガンの場合：300〜500g）

　週２〜３回　牛・豚肉（ガンの場合：禁止）

　１日１回以上　納豆　豆腐　豆乳

　１日１個　鶏卵

❖ **副菜**
　毎日たっぷり　青菜のおひたし　野菜サラダ　野菜の煮物・おでん　野菜いため　果物　レモン（１日２個）

　毎日必ず（１日２〜３回）　野菜・果物ジュース合計400〜600cc（ガン

の場合：1.5 〜 2.0 ℓ）

食事療法を始める時期
《病気予防の場合》
　病気予防のためなら早めに始めることをお勧めしますが、ガンの場合、発見されたらすぐに始めてください。
《進行ガンの場合》
　進行ガンの場合は、治療を進めながら食事療法を併用してください。前述のとおり、現代医療でガンの勢いをそぎながら、食事療法による免疫力の向上で内側からガンを叩くというのが私の考え方です。
《晩期ガンの場合》
　晩期ガンの場合は、ただちに専門医との相談の上、徹底した食事療法をただちに始めてください。Ⅳ期の場合、抗ガン剤などにより免疫力が相当に低下していることが考えられます。食事療法で免疫力を引き上げることが難しく、期待する効果が出ないこともあります。医学療法との組み合わせ、治療法の選択を含め、食事療法を理解している医師と食事療法の専門家の指導のもとに徹底した食事療法を始めてください。
《余命数カ月と診断された場合》
　晩期ガンや進行ガンで「余命数カ月」という診断が下される場合もあります。しかし、これは医師の経験則に基づく推測で、明確な基準があるわけではありませんから、諦めることはありません。晩期ガンや進行ガンでも、食事療法による免疫力の向上で６割以上の人が改善しています。ガンと診断されたら、現代医療の力を借りながら、食事療法で「自分で治す」覚悟を固めて、ガン克服に取り掛かりましょう。
《入院中の場合》
　入院治療や食事制限がある場合は主治医と相談し、病院で決められた食事との兼ね合いを考慮して始めてください。ちなみに、「済陽式食事療法は外

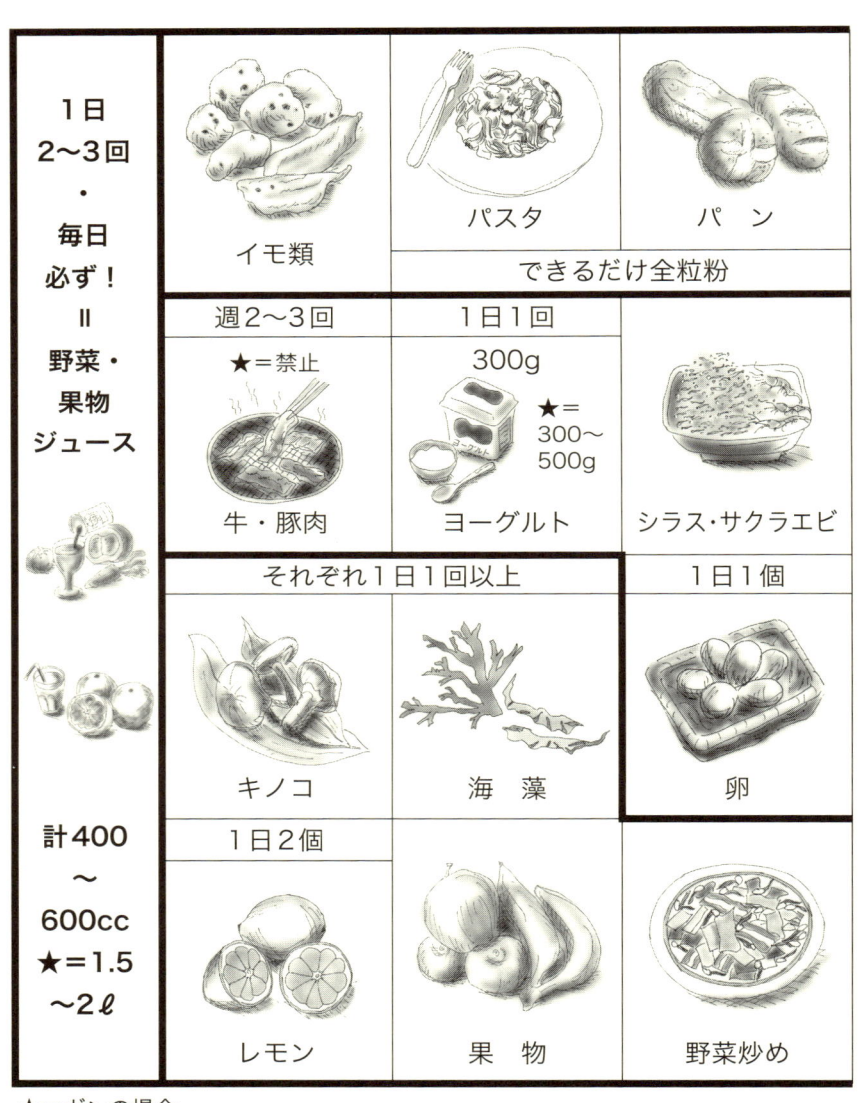

1日2〜3回・毎日必ず！＝野菜・果物ジュース 計400〜600cc ★＝1.5〜2ℓ	イモ類	パスタ	パン
		できるだけ全粒粉	
	週2〜3回 ★＝禁止 牛・豚肉	1日1回 300g ★＝300〜500g ヨーグルト	シラス・サクラエビ
	それぞれ1日1回以上		1日1個
	キノコ	海藻	卵
	1日2個 レモン	果物	野菜炒め

★＝ガンの場合

図 4-11　済陽式食事療法・食品の摂り方参考図

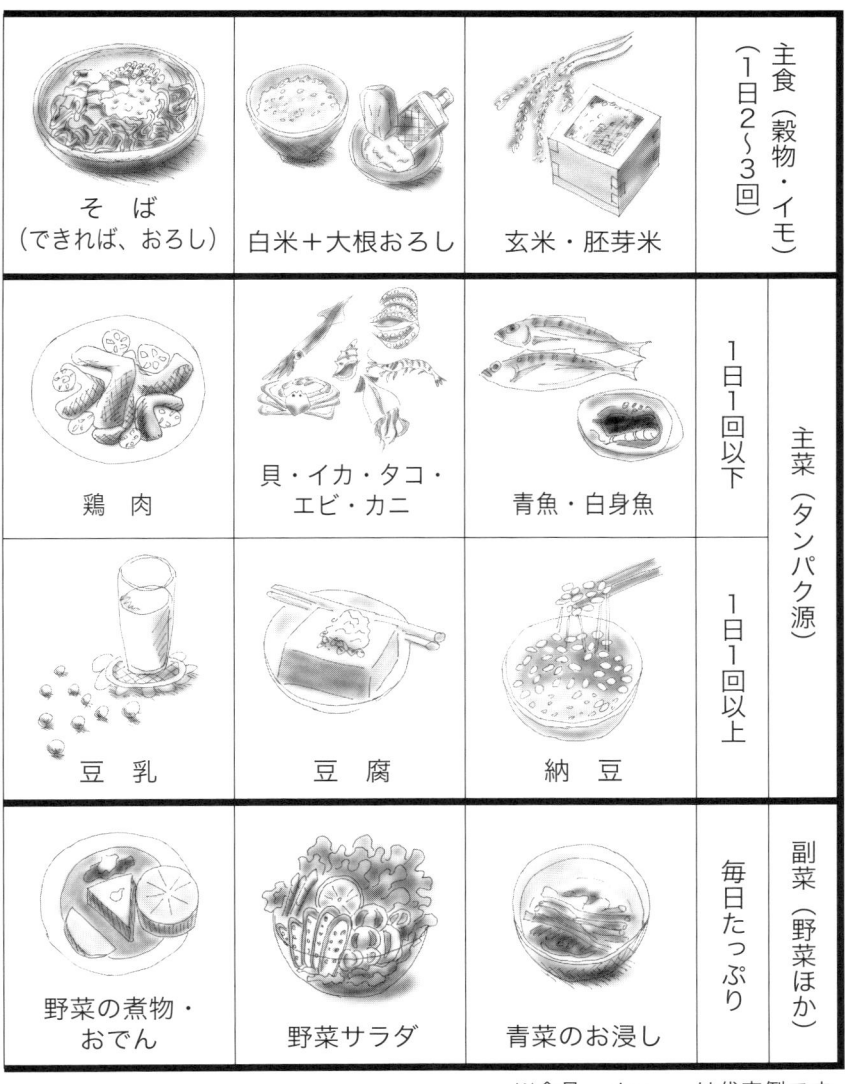

そば (できれば、おろし)	白米＋大根おろし	玄米・胚芽米	主食（穀物・イモ） （1日2〜3回）
鶏肉	貝・イカ・タコ・ エビ・カニ	青魚・白身魚	1日1回以下　主菜（タンパク源）
豆乳	豆腐	納豆	1日1回以上
野菜の煮物・ おでん	野菜サラダ	青菜のお浸し	毎日たっぷり　副菜（野菜ほか）

※食品・メニューは代表例です。

科医の考案によるもので、他の医師の理解を得られやすい」という意見もいただいています。主治医と密な相談をし、疾患の状態に合わせて実施してください。

食事療法の継続期間

　ガンなどの疾患を改善・治癒するためには、少なくとも最初の半年から1年間は前述の8原則を厳密に守り、徹底した食事療法を行ってください。半年以上を期間の最低限のラインに置いているのは、食事療法で体質が改善し、免疫力の向上から自然治癒力が出てくるのが、最低でも半年はかかるからです。

　これ以後は、病状や体力の回復を観察しながら、塩の分量を増やしたり、玄米・胚芽米から1日に1回を白米に変えるなど、段階的に食事療法をゆるめていきます。こうした判断は、定期的な医師による検診が裏付けとなります。検診を怠らず、独断で判断をしないように注意してください。ガン再発の気配や病状の波があれば、すぐに食事療法の設定を戻す必要があり、食事療法は患者さんの様子を慎重にはからなければならないのです。

　私の患者さんの例を挙げます。

　Kさんは食道ガンを発症し、専門病院で治療を受けていました。食道ガンにはシスプラチン（抗ガン剤）と放射線療法の併用が有効ですが、Kさんのガンはすでに、併用療法も手術も選択できないほど進行していました。抗ガン剤のみで治療をしていましたが、腎不全を合併し、緩和ケアに入ったところで、当時私の勤務していた病院を紹介されて来院しました。まず、点滴と利尿剤を用いて腎不全を回復させ、徹底した食事療法に入りました。およそ2カ月後に食事療法の併用が奏功し、病巣がかなり縮小したため、自宅療法に切り替えました。今から思うと、この時期が早すぎたのかもしれません。

　Kさんは酒好きで、自宅に戻って間もなく、自己判断で食事療法をやめ、飲酒を始めたといいます。このため、ガンが再発し、4カ月後に亡くなりま

した。今、思い出しても悔やみ切れないケースです。

　ガンが縮小したり、消失したりしても、免疫力がよほど向上しない限り、食事療法を断つことは危険です。くり返しますが、ガンは生活習慣病です。ガンを作り出した喫煙などの生活習慣、とくに食習慣を改めないと、またガンを誘発させた要因を取り込むことになります。くれぐれも定期検診を受け続け、必要に応じた食事療法を実践することが重要なのです。もちろん、食事療法は実践し続けることで、さまざまな病気予防になりますから、期限を切らずに続けることは大いに健康に利することになります。

「腹七、八分」の実行

　食事療法を実行しているからといって、満腹し、食後が苦しいほど食べては意味がありません。過剰なカロリーはメタボリックシンドロームの元凶であり、肥満はそれだけで心不全や腎機能不全、肝機能障害など健康被害へのリスクを高めます。

　動物実験では、自由に食べている動物より、摂取カロリーを3割ほど制限した動物のほうが3～6割も寿命が長く、ガンの発症が少ないことがわかっています。アンチエイジングの草分け的存在である順天堂大学大学院・加齢制御医学講座の白澤卓二教授が行った動物実験でも、餌の量を通常の6～7割にしたマウスの寿命が約4割も延びたという報告があります。

　飽食は消化器官に過剰な負担をかけ、消化吸収に多大なエネルギー消費を要し、体内の活性酸素の残存量も増加させます。また、腸の老化を早め、免疫力の低下も招きます。適正な食事量には個人差がありますが、「腹八分目に医者いらず」といわれるように、食事量のコントロールは重要な意味があります。適正カロリー表で摂取カロリーの最大ラインを把握し、その7～8割の摂取量に留まるよう心がけてください。

　済陽式食事療法を始めた患者さんのほとんどは、体重が2～3kg減少し、肥満が解消された後にガンの縮小が始まります。食事が適量を超えていると、

こうした食事療法の効果が得られないことを知ってください。腹八分目は、最初は食事が物足りなく感じるかもしれませんが、続けていると、さほどの時間も経ずに、そうした少食が習慣となります。食事の質だけではなく、量にも配慮してください。

表4-4　適正カロリー量計算表

適正カロリー量＝標準体重（kg）×30〜35（kcal）
　　　　　　　標準体重（kg）＝身長（m）×身長（m）×22

例　身長165cmの場合
標準体重　　　＝ 1.65×1.65×22＝59.895（≒60kg）
適正エネルギー ＝ 60×25〜30＝1500〜1800（kcal）

緑茶の効用

　食事中や普段の生活の中で緑茶は積極的に取ってください。緑茶には抗ガン効果の高いビタミンCやポリフェノール類や抗酸化効果の高いカテキンが豊富に含まれています。さらに、胃の内部の塩分を薄め、胃粘膜を保護する効果があります。

　静岡県の川根本町は、川根茶という緑茶の産地ですが、この地域の住民は1日平均10杯ほどのお茶を飲んでいます。調査結果では川根地域の住民はピロリ菌の陽性率が低く、胃ガン発生率が全国平均の半分であることが明らかになりました。お茶の効用が明確に示された報告です。また、お茶には発ガン抑制効果だけではなく、コレステロールや中性脂肪の低下、糖尿病の予防などの効果があります。

　ただし、お茶は淹れてから1時間以内に飲むようにしてください。1時間以上たったお茶は、タンパク質の変性、腐敗のおそれが出てくるからです。ちなみに、緑茶はデザイナーフーズの第Ⅱ群に入るほど、その有益性は国際

的に知られている飲料です。

食事以外の留意事項
《適度な運動》
　食事療法で免疫力向上をはかるのと同時に、適度な運動も心がけてください。免疫力を高めるためには、運動の効果は欠かせません。
　ウォーキングなどの適度な有酸素運動は、①余分な脂肪燃焼、②全身の血行促進、③筋肉の衰えの防止、④脳の活性化（うつや老化の予防）など有益な効果があり、こうした効果が作用することで、免疫力の向上から、自然治癒力が高まります。
　ただし、過度な運動はかえって体の負担になり、逆に免疫力の低下につながるおそれがあります。自分に適した運動量を把握してください。
　ガン患者さんには、1日に5000〜6000歩を目安にしたウォーキングを勧めています。昼間、こうした適度な運動をこなすと、自律神経のバランスも整い、質のよい睡眠を取ることもできます。
《過剰なストレスの低減》
　もう1点、食事療法に限ったことではありませんが、過剰なストレスを低減することが健康には大切です。ストレスはガンの原因でもあり、心身に大きな影響を与えます。
　ストレスの軽重の感じ方や耐性には個人差が大きく、解消法も一概にはいえないのですが、一般的な解消法として、深呼吸をお勧めします。深呼吸をすると副交感神経優位になり、血行がよくなり、免疫力も高まります。また、「笑い」もストレスの解消、免疫力の向上に役立ちます。笑いはホルモンの分泌を促し、結果的にNK細胞を活性化させ免疫力を向上させるのです。笑いの絶えない家庭での食事療法は、一層効果的です。

済陽式食事療法のメニューとレシピ

　基本的には、「食品の摂り方参考図（142～3ページ）」を組み合わせていただければよいのですが、ここでは済陽式食事療法が推奨する具体的なメニューとレシピを紹介します。参考にして、食事のバリエーションを広げていただければと思います。
　※（　・　）は、（カロリー（kcal）・塩分（g））を示します。

⑴　**乳ガンのOさん（女性・41歳）のある日のメニュー**
　Oさんは乳ガンの手術後、再発。ガン専門病院からホスピスの受診を勧められ、絶望して私のクリニックに来院。ただちに食事療法を開始し、従来の肉食中心の食事を玄米・菜食の食事に変更。3カ月で肝臓転移が消え、4カ月半で全身の転移が消失。抗ガン剤を使用せず、食事指導のみで治癒した症例です。乳ガンに効果的なイソフラボンが豊富な大豆を多く取り入れた食事が中心でした。
《メニュー》
朝食
- ●フルーツジュース（176・0.0）
- ●リンゴ・グレープフルーツ・レモン・ニンジン
- ●青汁ヨーグルト（348・0.3）
　　プレーンヨーグルト300ml・青汁の粉・プルーン・ハチミツ

昼食
- ●おろし納豆そば（351・2.5）

夕食
- ●鶏ササミと野菜の煮もの（212・1.8）

- ひじきと大豆の煮物（203・2.3）
- きゅうりとしらすとわかめの酢の物（13・0.6）
- 1／2玄米ごはん（200・0.1）

《レシピ》

❖ 鶏ササミと野菜の煮もの

《材料（1人分）》
- 鶏ササミ…40g ●片栗粉…小さじ1 ●かぶ…90g ●かぶの葉…100g ●にんじん…60g ●しめじ…40g（1／4パック）●水…100ml（1／2カップ）●昆布…1g

《調味料》
- 酒…大さじ1 ●みりん…大さじ1 ●砂糖…小さじ1 ●減塩醤油…大さじ1

《作り方》
① 鍋に水と昆布を入れて火にかけ、沸騰直前に昆布を出し、だし汁を作る。
② 鶏ササミを一口大に切り、片栗粉をまぶす。
③ かぶは4つ切り、にんじんは一口大の乱切り、しめじは石突を取り小房に分ける。
④ かぶの葉は3cmに切り、さっとゆでる。
⑤ 鍋に①・調味料を入れ、②・③をくわえてひと煮立ちさせる。

⑵ 多臓器ガンのMさん（男性・80歳）のある日のメニュー

　Mさんは多臓器ガンに加え、食道ガンが残ったままでした。手術後、体力の回復を待って抗がん剤治療や放射線治療を行う予定でしたが、食事療法のみでガンが消失した貴重な症例です。

《メニュー》

[朝食]
- ニンジンジュース（262・0.0）
- 豆乳かけ玄米フレーク（242・1.0）

[昼食]
- 春菊のおひたし（17・0.5） ●大豆の煮物（83・0.7） ●サバの味噌煮（187・0.9） ●タマネギとキノコの味噌汁（32、1.0） ●菊の酢の物（25・0.5） ●玄米ごはん（175・0.0）

[夕食]
- 納豆（90・0.0） ●ゴーヤのおひたし（11・0.4） ●若竹煮（42・0.5） ●サワラの味噌煮（171・1.1） ●ナスの味噌汁（28・1.0） ●切干大根の酢の物（47・0.3） ●玄米ごはん（175・0.0）

《レシピ》

❖ サワラの味噌煮

《材料（1人分）》
- サワラ（切り身）…80g（1切れ） ●長ネギ…10g（1/10本） ●しょうが…5g（一片）

《調味料》
- めんつゆ…大さじ1 ●水…100ml（1/2カップ） ●きび砂糖…大さじ2/3 ●低塩味噌…小さじ1

《作り方》
① 長ネギは1cm幅の斜め切り、しょうがは薄切にする。
② 鍋に①・めんつゆ・水・きび砂糖・低塩味噌を入れひと煮立ちさせる。
③ ②にサワラを加え、落としぶたをし、10分ほど煮る。

⑶ **悪性リンパ腫のKさん（男性・89歳）のある日のメニュー**

　来院されたとき、Kさんはリンパ腫が進行し、かなり厳しい状況でした。食事療法と抗ガン剤治療の併用が奏効し、リンパ種を克服しました。毎朝、レモンとハチミツをいっしょに摂るなど、免疫力の活性化に努めた結果です。

《メニュー》

朝食

●ハニーレモン（レモン果汁とハチミツを熱湯で溶かした飲料：28・0.0) ●りんご（115・0.0) ●ヨーグルト（310・0.5) ●とろろ昆布スープ（とろろ昆布とニンニクスライスを熱湯に入れたスープ：5・0.2) ●生野菜ジュース（57・0.9)

昼食

●納豆そば（275・2.5)

夕食

●サケのホイル焼き（169・0.2) ●きんぴらごぼう（92・0.4) ●ゆでさつま芋（178・0.0) 味噌汁（38・1.3) ●玄米ごはん（175・0.0)

《レシピ》

❖ サケのホイル焼き

《材料（1人分）》

　●サケ（切り身）…80g（1切れ）●しめじ…40g（1/4パック）●かぼちゃ…30g ●たまねぎ…50g（1/4個）●ししとう…20g（2本）

《調味料》

　●酒…小さじ1 ●レモン果汁…小さじ1

《作り方》

①たまねぎは皮をむき薄くスライスする。

②しめじは石突を取り小房に分け、かぼちゃは5mm厚さに切る。

③アルミホイルの上に①を敷き、サケ・②・ししとうを並べ、酒をふって包む。

④フライパンに③をのせて火にかけ、ふたをして中火で10分ほど蒸し焼きにする。

⑤④を器に盛り、アルミホイルを開いてレモン果汁をかける。

⑷ 胃ガンのIさん（男性・41歳）のある日のメニュー

　Iさんは早期ガンで手術も検討しましたが、本人の希望もあり、食事療法を選択。半年で胃ガンの消失を確認し、現在も食事療法を続け、正常な状態が続いています。胃ガンの場合は、とくに塩分の制限が重要で、Iさんの食事療法は、徹底した減塩が奏功の鍵になったと考えられます。

《メニュー》

朝食

●玄米入りごはん（177・0.0）　●味噌汁（81・0.9）　●納豆（93・0.2）　●プルーンエキス（44・0.0）

昼食

●野菜サラダ（95・0.0）　●旬の果物（77・0.0）　●野菜ジュース（68・0.1）　●ヨーグルト（124・0.2）

夕食

●豆乳鍋（295・2.0）　●玄米入りごはん（177・0.0）

《レシピ》

❖ 豆乳鍋

《材料（1人分）》

●大根…100g（3cm）●にんじん…40g（4cm）●白菜150g（1.5枚）●長ネギ…50g（1/2本）●しめじ…40g（1/3パック）●まいたけ…50g（1/2パック）●しいたけ…40g（2枚）●タラ…120g（1切れ）●カキ…60g（5個）●豆乳鍋の素…200ml（1カップ）●豆乳…200ml（1カップ）

《作り方》

①大根・にんじんは皮をむき一口大に切る。
②白菜・長ネギは食べやすい大きさに切り、しめじ・まいたけは石突を取り小房に分け、しいたけは石突を取る。
③タラは3cm大に切り、カキは流水でよく洗う。
④鍋に豆乳鍋の素と豆乳を入れよくかき混ぜ、①・②・③を加えて弱火で煮る。

⑸ 前立腺がんのUさん（男性・84歳）のある日のメニュー

　Uさんは前立腺ガンでセカンドオピニオンで来院されたときは、手術不可能な状態で、先の病院で年齢的に根治は無理、余命数カ月という診断でした。前立腺ガンは食事療法が奏功することを伝え、ホルモン療法との併用で、現在はたいへんよい状態に改善しています。

《メニュー》

朝食

●野菜ジュース（133・0.0）●プルーン入りヨーグルト（228・0.2）●豆乳（69・0.0）●わかめの酢の物（15・1.1）●果物（バナナ：77・

0.0)、のり（2・0.0）●1/2玄米ごはん（177・0.0）●納豆（98・0.3）●大根おろし（16・0.0）

[昼食]
●野菜ジュース（107・0.0）●青汁粉末入り豆乳（93・0.0）●果物（りんご：57・0.0）●青汁（32・0.0）●さつまいも（59・0.0）

[夕食]
●野菜ジュース（107・0.0）●豆乳（69・0.0）●果物（りんご：57・0.0）●わかめの汁物（93・0.9）●中華野菜あんかけ（176・0.7）●1/2玄米ごはん（177・0.0）

《レシピ》

❖ 中華野菜あんかけ

《材料（1人分）》
●白菜…100g（1枚）●たけのこ…40g●長ネギ…30g（1/3本）●ブロッコリ…50g（1/5枚）●にんじん…30g（3㎝）●しめじ…50g（1/2パック）●しょうが…2.5g（1/2片）●エビ…40g（4匹）

《調味料》
●ゴマ油…小さじ1●鶏ガラだし…200ml（1カップ）●減塩醤油…小さじ1●こしょう…少々●片栗粉…小さじ2

《作り方》
①白菜・たけのこ・長ネギ・ブロッコリーは食べやすい大きさに切る。
②にんじんは皮をむき5㎜幅のいちょう切り、しめじは石突を取り小房に分ける。
③しょうがは皮をむきせん切りにする。
④エビは頭と殻をとる。

⑤熱したフライパンに半量のごま油をしき、③を炒めて香りが出てきたら①・②・④をくわえて炒める。
⑥エビの色が変わったら、鶏ガラだし・減塩醤油・酒・こしょうをくわえて調味する。
⑦⑥に水溶き片栗粉をくわえてとろみをつけ、最後に残りのゴマ油を入れる。

⑹ 大腸がんが転移したBさん（男性・62歳）のある日のメニュー

　Ⅲ期の大腸ガンが発見され、手術後2カ月で肝臓に転移し、主治医から5年生存率は0％と宣告され、自力で食事療法（ゲルソン療法）を実践したが、食事療法の専門家を探し来院。放射線療法（サイバーナイフ）と食事療法を併用し、現在は腫瘍マーカーがかなり低下し、改善しています。にんじんジュースと青汁を毎日2000cc飲むなど、徹底した食事療法が効果を発揮し、転移も広がっていません。

《メニュー》

[朝食]
●にんじんジュース（125・0.0）●バナナ（77・0.0）●プレーンヨーグルト（124・0.0）

[昼食]
●にんじんジュース（125・0.0）●プレーンヨーグルト＋柿（206・0.2）

[夕食]
●青汁（108・0.1）●味噌汁（62・0.7）●野菜餃子（248・0.6）●かぼちゃ煮（100・0.7）●玄米ごはん（175・0.0）

《レシピ》

❖ 野菜餃子

《材料（1人分）》

●キャベツ…120g（2枚）●ニラ…20g（1/5枚）●長ネギ…30g（1/3本）●しいたけ…20g（1個）●にんにく…1/2片●しょうが…2.5g（1/2片）、グルテンバーガー…70g（1/6缶）●餃子の皮…6枚

《作り方》

①キャベツ・ニラ・長ネギはみじん切りにする。
②しいたけは石突を取り、みじん切りにする。
③にんにく・しょうがは皮をむいてみじん切りにする。
④ボウルにグルテンバーガーを入れ、①・②・③を加えて、粘りが出るまでよく混ぜる。
⑤餃子の皮で④を包み、蒸し器に入れて蒸す。

【著 者】**福田　稔**（ふくだ　みのる）

1939年、福島県生まれ。新潟大学医学部卒。福田医院医師。日本自律神経免疫治療研究会理事長。67年新潟大学医学部第一外科入局。96年に刺絡療法に出会い独自の研究を重ね免疫力を高めて病気を治す自律神経免疫療法を確立。『ガンはここまで治せる！』『免疫を高めて病気を治す自律神経免疫療法』（ともにマキノ出版）など著書多数。湯島清水坂クリニック（〒113-0034東京都文京区湯島2-14-8ヒダビル1F　電話03-5818-6886）顧問。

済陽　高穂（わたよう　たかほ）

1944年、宮崎県生まれ。千葉大学医学部卒業後、東京女子医科大学消化器病センターに入局。73年、国際外科学会交換研修員として米国テキサス大学外科教室に留学し、消化管ホルモンを研究。帰国後、東京女子医科大学助教授を経て、94年、都立荏原病院外科部長に就任。2003年、都立大塚病院副院長。07年、千葉大学医学部臨床教授を兼任。08年、三愛病院医学研究所所長、トワーム小江戸病院院長、西台クリニック院長に就任。『今あるガンが消えていく食事』、『今あるガンが消えていく食事　実践編』（マキノ出版）ほか多数。

自律神経免疫療法実践編
―― 免疫療法と食事療法 ――

2011年10月28日　第1版第1刷発行

著　者　福田　稔
　　　　©2011 M.Fukuda

　　　　済陽　高穂
　　　　©2011 T.Watayou

発行者　高橋　考
発　行　三和書籍

〒112-0013　東京都文京区音羽2-2-2
電話03-5395-4630　FAX 03-5395-4632
http://www.sanwa-co.com/
info@sanwa-co.com

印刷／製本　モリモト印刷株式会社

乱丁、落丁本はお取替えいたします。定価はカバーに表示しています。
本書の一部または全部を無断で複写、複製転載することを禁じます。

ISBN978-4-86251-113-3 C3047

三和書籍の好評図書

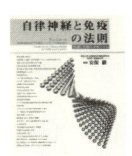

本書を読まずして安保理論は語れない！

自律神経と免疫の法則──体調と免疫のメカニズム

新潟大学教授 **安保 徹** 著

B5／並製／250ページ／本体6,500円＋税

Contents
1.気圧と疾患（虫垂炎）／2.白血球膜上に発現する自律神経レセプターと白血球の生体リズム／3.感染による白血球の変化、そして体調／4.神経、内分泌、免疫系の連携の本体／5.新生児に生理的に出現する顆粒球増多と黄疸の真の意味／6.胃潰瘍発症のメカニズム／7.妊娠免疫の本体／8.ストレス反応の男女差そして寿命／9.アレルギー疾患になぜかかる／10.癌誘発の体調と免疫状態／11.東洋医学との関連／12.骨形成と免疫の深い関係／13.免疫システムと女性ホルモン／14.自己免疫疾患の発症メカニズム／15.担癌患者とNK細胞／16.ストレス、胸腺萎縮、回復時の自己反応性T細胞の産生／17.副腎の働き／18.ステロイドホルモン剤の副作用の新しい事実／19.リンパ球はなぜ副交感神経支配を受けたか／20.傷負い体質のメカニズム／21.臓器再生、免疫、自律神経の同調／22.尿中カテコールアミン値と顆粒球そして血小板／23.老人の免疫力／24.内分泌攪乱物質の免疫系への影響／25.妊娠前の免疫状態と不妊／26.免疫系の年内リズム／27.アトピー性皮膚炎患者のためのステロイド離脱／28.腰痛、関節痛、そして慢性関節リウマチの治療／29.胃癌、アトピー性皮膚炎、慢性関節リウマチについて／30.膠原病、自己免疫病に対するステロイド治療の検証

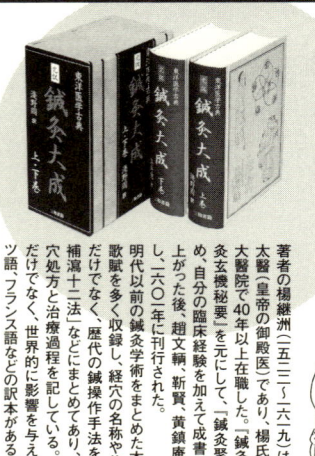

鍼灸学術の集大成、空前絶後の作品！

完訳 東洋医学古典 鍼灸大成 上・下巻

（上巻…1～5巻、下巻…6～10巻）

▶四六判・上製・約一四〇〇頁 上下巻 定価一五,〇〇〇円（税込）

楊継洲 著／淺野周 訳

推薦 水嶋クリニック **水嶋丈雄**

『鍼灸大成』は古典でありながら現代医療においてもまったく遜色がない内容です。鍼灸に携わる者として必ず目を通しておかなければいけないバイブルです。

本書は明代末期に完成した鍼灸医書の集大成で、後にも先にも、これを上回る本はないといわれている空前絶後の作品です。明代末（一六〇一年）に刊行されて以来、清代に28回、民国時代に14回、現代中国や台湾になってから何回も刊行されており、六～八年に一度は新版が出されるという大ベストセラー本です。

著者の楊継洲（一五二二～一六一九）は浙江衢県人、祖父は太醫（皇帝の御殿医）であり、楊氏自身も長期にわたり大醫院で40年以上在職した。『鍼灸聚英』などの文献を集め、自分の臨床経験を加えて成書となった。その後、趙文炳、靳賢、黄鎮庵らが整理、資金援助し、一六〇一年に刊行された。

明代以前の鍼灸学術をまとめた本書は、とりわけ鍼灸歌賦を多く収録し、経穴の名称や位置、図を加えているだけでなく、歴代の鍼灸操作手法をはっきりさせ、「楊氏補瀉十二法」などにまとめたり、さらに各種疾患の配穴処方と治療過程を記している。『鍼灸大成』は、中国だけでなく、世界的に影響を与え、現在では英語、ドイツ語、フランス語などの訳本がある。

三和書籍の好評図書

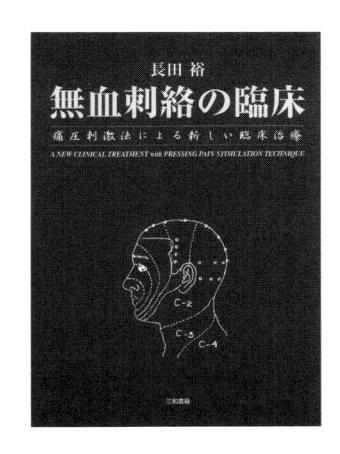

無血刺絡の臨床
＜痛圧刺激法による新しい臨床治療＞

長田　裕著
B5判　上製本　307頁　11,000円+税

本書は「白血球の自律神経支配の法則」を生み出した福田・安保理論から生まれた新しい治療法である「無血刺絡」の治療法を解説している。薬を使わず、鍼のかわりに刺抜きセッシを用いて皮膚を刺激する。鍼治療の本治法を元に、東洋医学の経絡経穴と西洋医学のデルマトームとを結びつけ融合させた新しい髄節刺激理論による新治療体系。

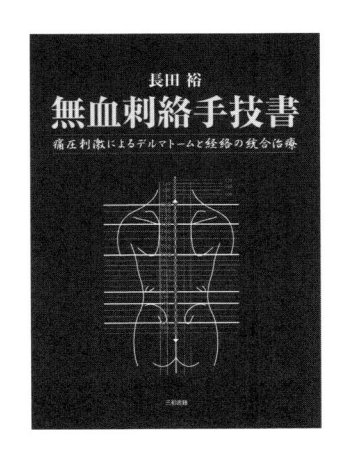

無血刺絡手技書
＜痛圧刺激によるデルマトームと経絡の統合治療＞

長田　裕著
B5判　上製本　147頁　6,000円+税

本書は、脳神経外科医である著者がデルマトーム理論を基に臨床経験を積み上げる中で無血刺絡の実技を改良してきた成果を解説したものである。
「督脈」の応用など新たな貴重な発見も多く記述されており、無血刺絡に興味のある鍼灸師、医師、歯科医師にとってはまさに垂涎の書である。

三和書籍の好評図書

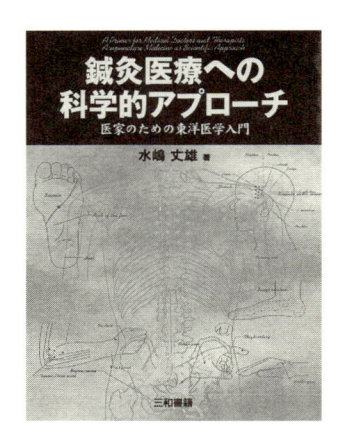

鍼灸医療への科学的アプローチ
＜医家のための東洋医学入門＞

水嶋丈雄著
B5判　上製本　120頁　3,800円＋税

本書は、これまで明らかにされてこなかった鍼灸治療の科学的な治療根拠を自律神経にもとめ、鍼灸の基礎的な理論や著者の豊富な臨床経験にもとづいた実際の治療方法を詳述している。現代医療と伝統医療、両者の融合によって開かれた新たな可能性を探る意欲作！

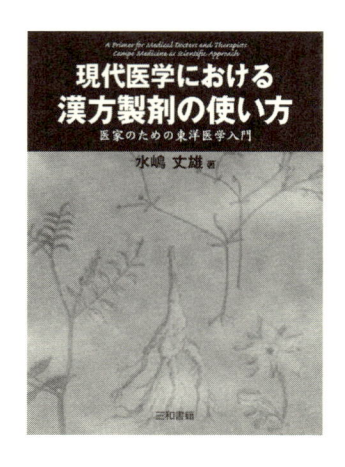

現代医学における漢方製剤の使い方
＜医家のための東洋医学入門＞

水嶋丈雄著
B5判　上製本　164頁　3,800円＋税

現代医学では治療がうまくいかない病態について、漢方製剤を使おうと漢方医学を志す医師が増えてきている。本書はそのような医家のために、科学的な考え方によって漢方製剤の使用法をまとめたものである。
漢方理論を学ぶ際には、是非とも手元に置いていただきたい必読書である。

三和書籍の好評図書

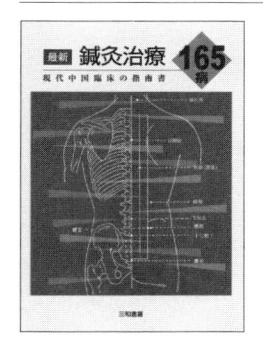

最新　鍼灸治療165病
＜現代中国臨床の指南書＞

張　仁 編著　　淺野　周 訳
A5判　並製本　602頁　6,200円＋税

腎症候性出血熱、ライム病、トゥレット症候群など、近年になり治療が試みられてきた最新の病気への鍼灸方法を紹介する臨床指南書。心臓・脳血管、ウイルス性、免疫性、遺伝性、老人性など西洋医学では有効な治療法がない各種疾患、また美容疾患にも言及。鍼灸実務家、研究者の必携書。

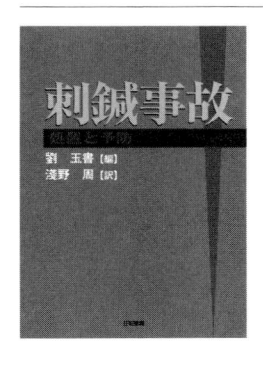

刺鍼事故
＜処置と予防＞

劉玉書[編]、淺野周[訳]
A5判　並製　406頁　3,400円＋税

誤刺のさまざまな事例をあげながら、事故の予防や誤刺を起こしてしまったときの処置の仕方を図入りで詳しく説明。鍼灸医療関係者の必読書！「事故を起こすと必ず後悔します。そして、どうしたら事故を起こさなくて効果を挙げられるか研究します。事故を起こさないことを願って、この本を翻訳しました」

（訳者あとがきより一部抜粋）

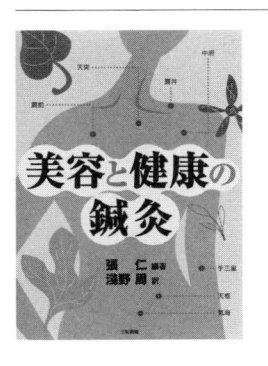

美容と健康の鍼灸

張仁　編著　　淺野周　訳
A5判　並製　408頁　3,980円＋税

本書は、鍼灸による、依存症を矯正する方法、美容法、健康維持の方法を紹介している。美容では、顔や身体のシミやアザなど容貌を損なう皮膚病を消す方法を扱い、さまざまな病気の鍼灸による予防法も紹介。インフルエンザ、サーズ、エイズ、老人性痴呆症など多くの病気について言及している。鍼灸の専門家はもちろん、中医学に興味のある方には貴重な情報がまとめられた、まさに必携書である。

三和書籍の好評図書

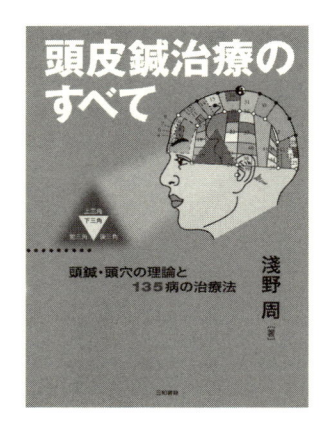

頭皮鍼治療のすべて
＜頭鍼・頭穴の理論と135病の治療法＞

淺野　周　著
A5判　並製本　273頁　4,200円＋税

　頭鍼では生物全息学説や経絡学説に基づき、すべての経絡が達する頭部の頭穴を刺鍼することで、全身各部の疾患を治療する。その疾患に関係する部位が分かれば、対応する頭穴へ刺鍼することで、誰でも的確な治療効果を得られる。

　頭鍼治療は一般的に、脳卒中ぐらいにしか効果がないと思われている。確かに、頭鍼は脳障害に対して驚くべき治療効果を上げる。しかし、本書では内科・外科・婦人科・小児科・皮膚科・耳鼻咽喉科・眼科など、135病の疾患に対する各種「頭鍼システム」を使った治療処方を掲載しており、頭鍼治療の幅の広さを教えている。理論的で応用範囲が広いことが「頭鍼システム」の特徴だ。

　本書は、頭鍼を網羅した体系書である。その内容は、各種頭鍼体系のあらましから詳細な説明、頭鍼と頭部経絡循行との関係、治療原理、取穴と配穴、最新の刺法を含めた操作法、併用する治療法、気をつけるべき刺鍼反応と事故、というように頭鍼理論の解説から実践治療の紹介まで幅広い。

　すべての鍼灸師、医師必携の書。

【目次】
はじめに
　第1章　頭鍼体系のあらまし
　第2章　頭部の経絡
　第3章　治療原理
　第4章　取穴と配穴
　第5章　操作方法
　第6章　併用する治療方法
　第7章　刺鍼反応と事故
　第8章　適応症と禁忌症, 注意事項
　第9章　諸氏の頭鍼システムと補助治療
　第10章　135病の治療法
おわりに
図版出典一覧
索引